간략형 전정재활치료와
맞춤전정운동

Simplified VRT &
Customized Vestibular Exercise

간략형 전정재활치료와 맞춤전정운동

2017년 4월 25일 초판 인쇄
2017년 5월 2일 초판 발행

저자 한병인 김지수 송현석 고판우 이호원 김현아 이형
그림 우민아
발행자 박흥주
발행처 도서출판 푸른솔
편집부 715-2493
영업부 704-2571
팩스 3273-4649
디자인 여백커뮤니케이션
주소 서울시 마포구 삼개로 20(도화동) 근신빌딩 별관 302
등록번호 제 1-825 호
© 한병인 김지수 송현석 고판우 이호원 김현아 이형 (2017)

값 32,000원
ISBN 978-89-93596-77-9 (93510)

간략형 전정재활치료와
맞춤전정운동

Simplified VRT &
Customized Vestibular Exercise

대표저자 한병인
한병인 김지수 송현석 고판우 이호원 김현아 이형

푸른솔

주지하시다시피, 어지럼을 초래하는 이석증, 전정신경염 등 전정기능 문제는 신경과나 이비인후과 진료실마다 다르지만 유병률이 상당히 흔한 편이다. 대개 급성이고 시간이 지나면 저절로 회복되는 경우가 많다. 환자들 중 회복이 불완전하게 되어 만성적인 어지럼을 호소하는 경우도 상당한데, 이 경우 처방약만으로는 해결이나 대처가 잘 안되는 경우가 많다. 그런데 치료적 연구와 관심은 대개 급성기 치료에 집중되어 왔었고 전정기능을 회복시키는 재활은 소외되어온 게 사실이다.

이에 이 분야에 꾸준한 학문적 관심과 성과를 올려온 신경과 한병인 원장이 읽기 쉬운 책으로 펴내어 의료인들은 물론 많은 환자에게 도움을 줄 수 있게 되어 참으로 다행이다. 더욱이 최근 전정재활운동이 신의료기술로 인정받았다고 하니 참으로 환영할 일이다.

개인 의원을 운영하면서 학문적이고 실질적인 업적을 내는 일은 참으로 어려운 일이다. 이러한 어려움을 잘 극복하고 한원장은 김지수 교수 등 국내 여러 권위자들의 도움을 받아서 중요한 책으로 펴내는 업적을 이루니, 그 부지런한 노고와 학문적 능력에 찬사를 보낸다.

이 책은 전정기능 장애가 있거나 있었던 분들에게는 쉽게 할 수 있는 전정재활운동 가이드북이 될 것이다. 아울러 건강하지만 노화로 인한 전정기능 저하를 예방하고자 하는 분들에게도 좋은 건강지침서가 될 것이다.

2017년 4월

대한신경과의사회 회장 **이태규**

◻ 머리말

"전정재활치료"는 동작 위주로 이루어진 어지럼증의 치료법이며, "간략형 전정재활치료"는 필자가 일차의료기관에서 적용할 수 있도록 비교적 간단하게 만든 방법이다. "전정재활운동"은 전정재활치료에 사용되는 동작들을 말하는데, 최근에 학자들 사이에서 합의된 우리말은 "맞춤전정운동(Customized Vestibular Exercise)"이다.

"전정재활치료"의 원리와 효과는 오래 전부터 알려져 왔으나, 이 치료를 실제로 적용하는 의료기관은 우리나라는 물론 다른 나라에서도 드문 실정이다. 그 이유는 구체적인 운동방법이나 환자에게 적용하는 방법이 알려지지 않았고, 대부분의 나라에서 의료보험이 적용되지 않기 때문일 것이다.

일찍이 필자는 오희종 신경과에서 부원장으로 근무하면서 전정재활치료에 관심을 갖게 되었고, 그 이후 김지수, 송현석, 고판우, 이호원, 김현아, 이형 교수님들의 도움으로 전정재활치료에 관련된 종설 논문을 두 편 쓰게 되었다.[*] 그리고 이를 바탕으로 필자가 몸소 익힌 합기도와 발레 동작을 응용하고, 국내외 서적들과 인터넷의 정보들을 종합하여 일차의료기관에서 환자에게 실제로 적용할 수 있도록 "간략형 전정재활치료"를 만들었다. 이것을

2016년 제29차 바라니 어지럼증 국제학술대회에서 발표하여 호응을 얻었기에 자료를 정리하여 한 권의 책에 모았다.

필자의 영어논문을 한글로 번역한 경북대학교 의학전문대학원 이혜정 학생, 운동 동작들을 그린 우민아 카투니스트, 운동 동작들을 문장으로 서술한 두신경과 의원의 신은혜 임상병리사, 사진 촬영을 담당한 안재연 촬영감독, 모델을 해 주신 김현아 무용수, 모두에게 감사를 드린다.

아무쪼록 이 책이 전정재활치료를 하고자 하는 치료자들과 이 치료를 필요로 하는 분들에게 도움이 되기를 소망한다. 나아가 더 효과적이고 재미있는 동작들을 개발하고자 하는 분들에게 유용한 자료가 되기를 바란다.

2017년 4월 한병인

* 논문

- Han BI, Ko PW, Lee HW, Kim HA, Lee H. Vestibular Rehabilitation in Central Dizziness. Res Vestib Sci. 2015 Dec;14(4):97-100.

- Han BI, Kim JS, Song HS. Vestibular rehabilitation therapy: review. J Clin Neurol. 2011 December;7(4):184-196.

◻ 차례

제2부 중추성 전정질환의 전정재활치료

제3부 전정재활치료의 실제

제4부 전정재활치료에 사용되는 운동

제1부 전정재활치료 개론

전정재활치료(또는 맞춤전정운동 치료)는 운동기반 치료 프로그램으로, 전정 적응과 치환을 촉진시키기 위해 고안되었다. 전정재활치료의 목표는 1) 주시 안정성 향상, 2) 자세 안정성 향상, 3) 어지럼 개선, 4) 일상생활 활동 개선이다. 전정재활치료는 전정 적응, 다른 안구운동 시스템에 의한 대치, 시각에 의한 대치, 체성감각신호, 다른 자세전략(postural strategy), 그리고 습관화 등을 통해 전정 회복기전을 촉진시킨다.

전정재활치료에서의 주요 운동은 다양한 자세와 활동을 겸한 머리-안구 운동, 여러 방향으로 머리와 몸을 위치시키고 발의 지지를 최소화한 상태에서 평형을 유지하는 운동, 팔로 다양한 일을 수행함과 동시에 어지럼을 유발하는 움직임을 반복하는 운동, 다양한 감각운동적 환경에서의 운동 등이다. 진행하지 않는 안정된 상태이고 보상작용이 되지 않은 모든 전정병변에 전정재활치료가 적응증이 되며, 환자의 연령, 원인, 증상의 기간, 정도에 관계없이 모두 적응증이 된다. 전정억제제, 시각과 체성감각의 상실, 부동화(immobilization), 노령, 공존하는 중추성 병변, 오래된 유병기간 등의 조건이라 하더라도 꾸준히 치료한 후의 결과는 비슷하다. 운동을 매일 몇 번씩 시행하기만 한다면, 하루에 짧은 시간만 운동을 해도 전정회복을 촉진시키기에 충분하다.

이 논문에서는 전정재활치료의 각 목표에 맞는 기전과 그에 해당하는 운동들에 대해서 알아보고자 한다.

(J Clin Neurol 2011;7:184-196)

1. 서론

대부분의 말초성 전성병변은 위험하지 않은 원인들이며, 전정기능이 회복되거나 중추신경계의 보상작용으로 인해 자연적으로 회복된다.[1] 전정 보상(vestibular compensation)은 전정병변에 의해 유발된 감각적 충돌에 대한 반응으로, 소뇌와 뇌간에 존재하는 신경세포들의 변화에 의해 이루어진다.[2] 그러나 전정 보상이 불충분하게 이루어지거나, 정상적으로 회복되지 않아 자세전략이 비정상적으로 이루어지기도 한다.[2] 전정재활치료는 평형기관에 내재된 가소성(plasticity)을 활용하여 자연적 보상을 유도하는 것이 목적이다.[1]

Cawthorne-Cooksey 운동이라고 불리는 최초의 전정재활운동은 수술이나 두부손상으로 인해 미로(labyrinth) 손상이 생긴 환자들을 치료하기 위해 Cawthorne과 Cooksey에 의해 고안되었다.[3,4] 그들은 머리와 눈을 움직이는 운동이 환자의 회복을 앞당길 수 있다는 것을 발견했다. 그런 운동이 모든 종류의 말초 전정장애를 치료하는 데 유용하다는 것이 밝혀진 후, 지금은 그런 환자들을 치료하는 치료의 근간이 되고 있다.

전정재활운동은 기능이 저하된 전정을 위한 물리치료와 양성돌발성체위성어지럼(benign paroxysmal positional vertigo, BPPV)을 위한 이석정복술, 이렇게 두 가지로 나눌 수 있다.

이 논문은 전정재활치료, 맞춤전정운동치료로 불리는 전정 기능저하를 위한 물리치료에 초점을 두고 있다.

2. 전정재활치료의 적응증

(1) 고정된 전정병변

전정재활치료는 진행하지 않는 고정된 병변이면서 보상이 불충분한 전정결손을 가진 환자에게 적응증이 된다.[2]

(2) 중추성 병변 혹은 중추말초 혼합성 병변

안정된 중추신경계(CNS) 병변을 가진 환자나 중추-말초 혼합성 병변을 가진 환자들은 안정된 말초 병변을 가진 보통 환자들보다 예후가 나쁘다 하더라도 치료에서 제외되어서는 안 된다.[2] 중추-말초 혼합성 질병이 일측성 말초 질병보다 전체적인 결과가 좋지 않은 경향이 있지만, 확연한 차이점이 밝혀진 것은 아니다.

(3) 두부손상

두부손상 환자들은 전정증상들로 인해 심각한 장애를 겪는다. 말초적인 요소와 함께 인지장애와 중추성 전정장애를 흔히 동반한다. 따라서 전정재활

치료는 두부손상 치료 프로그램에 보조적으로 쓰인다.[2]

(4) 심인성 어지럼증

공황장애나 다른 불안장애를 가진 많은 환자들에게 간혹 비특이적인 전정 증상들에 대한 치료가 필요한 때가 있다. 적절한 평가가 이루어진 후에는 전정재활치료가 부가적인 치료로 권장될 수 있다. 불안증세가 심하지 않은 경우에 전정재활치료는 공포증에서의 노출치료와 흡사한 행동치료로 사용된다. 공황발작이 자주 일어나는 등 불안증세가 심한 경우에는 정신과적 치료가 필요하다.[2]

(5) 노인성 어지럼증

전정결손이 없이 어지럼증이 있는 노인에서는 전정특이-시야안정 (vestibular-specific gaze stability) 운동을 추가적으로 하는 것이 낙상위험을 줄일 수 있는 좋은 방법이다.[5]

(6) 원인불명의 어지럼증

환자가 호소하는 불편이 불충분한 중추 보상기전으로 인한 것인지 혹은 불안정한 미로의 기능으로 인한 것인지 의사가 판단하기는 쉽지 않다.[2] 광범위한 진단상의 노력을 했음에도 불구하고 어지럼이 원인이 밝혀지지 않은 환자들에 대해서는 전정 물리치료를 경험적으로 시행해보는 것도 한 가지 방법이 될 수 있다. 직접적인 전정 병변으로 인한 증상이 아닌 경우에도 보조

적으로 전정재활치료를 하는 것이 좋다.[6]

(7) 양성돌발성체위성 어지럼 (BPPV)

한 연구에서 성공적인 정복 후에도 양성돌발성체위성 어지럼 환자들의 2/3
에서 어지럼이 남아 있었고, 이들 모두 치료 없이 3개월 안에 자연적으로
회복되었다는 것이 밝혀졌다.[7] 이석정복술 치료 후에도 어지럼이 남아 있다
면 균형훈련이 필요하다.

(8) 전정재활치료의 적응증이 아닌 경우

불안정한 병변이 있을 경우에는 습관화가 거의 불가능하므로, 진행 중인 미
로병변이 있는 경우에는 전정재활치료가 소용이 없다.[2] 그리고 메니에르병
처럼 증상이 자발적으로만 일어나는 환자의 경우에는 전정재활치료의 효
과가 적다. 이처럼 불균형이 자발적으로만 일어나는 환자들, 특히 자발 어
지럼이나 불균형이 한 달에 한 번 이상 발생하는 경우에는 전정재활치료의
효과가 적다.[9] 이런 경우에는 전정기능을 회복시키는 데 중점을 두기보다는
어지럼이 갑자기 발병할 때 어떻게 하는가에 대한 교육을 하는 편이 더 좋
다.[10] 한편, 외림프 누공(perilymphatic fistula) 환자들에게는 전정재활치료
가 오히려 상태를 악화시킬 수 있으므로, 수술 등의 다른 치료를 고려하는
것이 좋다.

3. 말초 전정 병변의 자연적 경과

급성 전성 신경염의 증상과 징후는 고정적인 불균형(static imbalance)과 반고리관과 이석기관에서 오는 자극신호에 대한 역동적 방해(dynamic disturbance) 때문에 생긴다. 고정적인 불균형이란 머리가 움직이지 않을 때 전정핵의 긴장성 흥분 정도의 차이를 말하며, 역동적 방해란 머리를 움직이는 동안 반응하는 손상된 보상작용을 의미한다.[11] 고정징후(static signs)는 반고리관 유래 안진, 주관적 시수직검사(subjective visual vertical), 주관적 시수평검사(subjective visual horizontal), 눈기울임반응(ocular tilt reaction), 측발돌진(lateropulsion, 이석징후)으로 구성된다. 역동징후(dynamic signs)는 비대칭 전정 안구반사(반고리관 징후), 안구 반대 구름(ocular counter-rolling), 그리고 자세의 불안정성(이석징후) 등으로 구성된다.[12]

짧은 기간 동안 추적관찰할 때 이석 기능이상은 반고리관 손상보다 빠르게 회복한다.[13] 고정징후들은 지속적인 말초 기능이상이 있더라도 수주 이내에 서서히 없어진다. 하지만 역동징후들은 전정기능이 회복되지 않으면 평생 지속될 것이고, 환자가 손상된 미로 쪽으로 고개를 돌릴 때 시력저하와 불균형을 초래할 것이다.[14] 대부분의 환자들은 48시간 이내에 보행이 가능하며, 2주 후에는 정상적인 활동이 가능하다. 3개월 후에는 완전히 회복되어 정상 상태로 돌아갈 수 있다. 그 시기에 고정 전정기능(static vestibular fuction)은 어두운 곳에서 1초에 1-2도 정도의 자연적 안진과 같은 작은 이

상만 존재할 것이고, 이는 머리를 흔들거나 유양돌기(mastoid)에 진동이 가해질 경우 심해지거나, 주관적 시수직검사와 주관적 시수평검사에서 병변과 동측손상측면(ipsilateral)이 약간 벗어남을 보이거나, 혹은 제자리걸음검사(stepping test)에서 병변 측으로의 회전을 보일 수 있다.[12] 전반적으로 6주 이내에 기능의 향상을 기대할 수 있지만, 기능 향상에 필요한 시간은 증상이 지속된 기간과 비례하여 증가한다.[15] 청각신경종으로 인해 신경절제를 받은 환자가 수술 3일 후 눈을 감은 상태로 롬버그 검사(Romberg test)를 하면, 환자에게 전정 적응 운동이 효과가 있을지의 여부를 예측할 수 있다. 이는 급성 편측 전정 기능장애가 있는 환자에게도 적용될 수 있다.[16] 전정신경염의 재발률은 낮고, 한 번 침범된 쪽에서 재발하는 경우는 없다고 알려져 있다. 그러나 완전 전정결손이 지속되는 경우에는 재발이 일어나더라도 발견되지 못할 수도 있으므로, 재발이 없다고 단정하기는 어렵다.[14] 전정 적응 운동을 수행하는 중에 증상이 악화될 수도, 완화될 수도 있다. 이것은 호전되는 과정에서 흔하게 일어나고, 상태가 좋은 날의 과도한 활동과 관련이 있으며, 이는 24-26시간 이내에 지나친 피로감으로 인해 증상이 심해지는 원인이 된다.[1] 전정 보상이 잘 이루어지고 증상이 대부분 없어지더라도 보상작용의 상실로 인한 증상의 재발이 간헐적인 주기로 나타날 수 있고, 이는 활동을 하지 않는 시기, 지나친 피로감, 약물의 교체, 또는 병발성 질병에 의해 유발될 수 있다. 다시 말하면 이러한 전정증상의 재발이 반드시 진행성 미로 기능이상을 의미하는 것은 아니라는 것이다.[2]

4. 전정재활치료의 원칙

전정병변이 회복하는 기전은 전정 적응(vestibular adaptation)과 전정 대치(vestibular sustitution)이다. 전정 적응은 Cawthorne이 지속적 불균형을 가진 환자들에 대해 기술한 것과 비슷하다.[17] 전정 적응은 전정안 반사 혹은 전정척수반사의 재조정에 의해 이루어지고, 전정 대치는 결손된 전정기능을 보충하기 위해 다른 대체전략을 사용하는 것이다.[12,18] "전정 보상(vestibular compensation)"이라는 용어는 전정 대치와 동의어로 쓰이는 경우가 대부분인데,[17] 때때로 편측 전정 구심로 차단 증후군(unilateral vestibular deafferentiation syndrome)의 전반적인 회복을 뜻하기도 한다. "완전 보상(well compensated)"이라는 용어는 완전한 기능회복을 의미하며, "불충분한 보상(poorly compensated)"은 부분적인 기능회복을 의미한다. "탈보상(decompensated)"이라는 용어는 완전한 재발에 가까운 상태를 의미한다.[19] 심한 어지럼, 지속적인 불균형, 움직이면 심해지는 어지럼이 갑자기 발병했다면, 탈보상 상태일 가능성이 크다. 그런데 탈보상 상태라도 전정 검사에서 이상이 나타나지 않을 수 있다.[2]

전정재활치료의 목표는 1) 주시 안정성 향상, 2) 자세 안정성 향상, 3) 어지럼 개선, 4) 일상생활 활동 개선이다.[20] 이러한 목표에 대한 전정재활치료의 원칙은 다음과 같다.

(1) 목표 1: 주시 안정성 향상 (Enhancing gaze stability)

❶ 전정 적응 (vestibular adaptation)

주시 불안정(gaze instability)의 원인은 머리의 움직임에 대한 전정반응 이득(vestibular response gain)이 감소하는 것이다.[20] 전정반응 이득을 증가시키는 효과적인 자극은 망막 미끄러짐(retinal slip)에 의해 유발되는 오류신호인데, 망막 미끄러짐이란 머리를 움직이는 데 따라 망막에 비치는 상이 움직이는 현상이다.[18,21] 망막 미끄러짐은 목표물에 시선을 고정시키고, 머리를 수직과 수평 방향으로 움직이면 유발된다. 목표물까지의 거리는 손이 닿는 곳 혹은 방의 건너편 정도로 한다(그림 1A).[16] 망막 미끄러짐을 반복적으로 야기하면 전정 적응이 촉진된다. 그러나 머리의 모든 움직임이 전정안 반사 이득(Vestibulo-ocular reflex gain)을 향상시키지는 않는다. 상하(pitch plane), 좌우(yaw plane) 머리 움직임은 효과적이나, 롤(roll plane) 움직임은 효과적이지 않다.[18]

머리를 움직이는 동작을 할 때 전정 적응의 효과를 증가시키는 몇 가지 방법이 있다. 첫째로, 망막 미끄러짐의 진폭(amplitude)을 다양하게 변화시키는 게 좋고, 갑자기 변화시키기보다는 점진적으로 변화시키는 것이 더 효과적이다.[22] 배율상수(magnification factor)와 망막 미끄러짐의 노출시간을 높이는 요령으로는 머리를 수평, 혹은 수직으로 움직이면서 동시에 목표물을 그와 반대방향으로 움직이는 방법이 있다.[18] 둘째로, 머리를 움직이는 속도(frequency)에 따라 전정안 반사 이득이 다

르기 때문에, 다양한 속도로 머리를 움직여줘야 효과적이다.[20,23] 이때에
도 속도를 갑자기 변화시키지 말고 서서히 변화시키는 게 좋다. 망막 미
끄러짐에 의한 전정안 반사 이득 증가는 오류신호가 갑자기 변할 때보
다 서서히 변할 때 더 효과적이기 때문이다.[24] 셋째로, 훈련효과를 극대
화하기 위해서는 이석에 다양한 방향의 자극을 줘야 하는데, 이를 위해
서 머리를 다양한 방향으로 움직여야 한다.[20,25] 주시 안정성을 유지하기
위해서는 매일 4~5회씩, 20~40분 정도 운동을 해야 하고, 그와 더불어
20분 정도 균형운동과 걸음걸이운동을 병행해야 한다.[26] 주시시차를 유
발하기 위한 운동을 할 때에는 커튼을 열거나 조명을 밝게 해서 좋은
시각적 환경에서 해야 효과적이다.[27] 망막 미끄러짐을 유발하는 다른 방
법들은 위치 오류신호(position error signals), 눈을 감고 목표물의 움
직임을 상상하는 것, 섬광전구(strobe lighting), 망막에 남아 있는 잔상
(flashed after-images)을 따라 보는 방법 등이 있다.[22]

망막 미끄러짐이 전정안 반사 적응(vestibulo-ocular reflex adapta
tion)을 촉진시키는 가장 효과적인 방법이지만, 다른 오류신호도 전정
안 반사 적응을 촉진시킨다.[22] 한 가지 예로 안운동성 시각자극(opto
kinetic visual stimulus)이 있는데, 안운동성 시각자극에 의해 생기는
원활추적 안운동(smooth-pursuit eye movement) 자체가 오류신호
로 작용하여 망막 미끄러짐을 유발하기 때문이다.[28] 안운동성 시각자
극은 머리 움직임을 필요로 하지 않는 것이 장점이고, 눈운동 검사통

(optokinetic drum)이나 발광다이오드의 점멸로 안운동성 시각자극을 만들 수 있다.[18] 단일방향의 안운동 훈련은 해당 방향의 전정반응을 향상시킨다. 따라서 안운동 혹은 전정-안 운동 훈련은 편측성 말초 전정 기능이상이 있는 환자에서 전정안 반사 이득을 향상시킨다.[29] 안운동성 시각자극을 하는 방법은 중심와(fovea)만 자극하는 방법과 전체영역(full-field)을 자극하는 방법이 있는데, 두 방법 모두 동일하게 효과가 있다.[28]

시각자극이 없는 경우에는, 어두운 곳에서 고정되어 있는 목표물에 시선을 고정하고 머리를 움직이면서 상상으로 목표물을 계속 보는 훈련을 하여, 전정안 반사 이득을 1에 가깝도록(near-unity) 향상시킬 수 있다.[30] 한편, 전정안 반사 억제 능력을 향상시키기 위한 방법으로는 어두운 곳에서 목표물이 머리에 고정되어 있다고 상상하면서 머리를 움직이는 동작이 있다(그림 1B).[30]

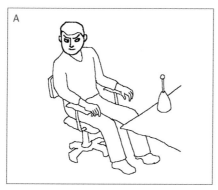 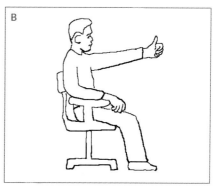

A: 머리-눈 운동   B: 머리-몸통 회전 운동 (전정안 반사 억제 훈련)

[그림 1] 주시 안정성 향상을 위한 운동

❷ 다른 안구운동 시스템에 의한 대치

손상된 전정기능을 보완하는 방법 중에 다른 안구운동 시스템에 의한 대치(substitution) 방법이 있다. 이 방법으로 전정기능을 어느 정도 보상할 수 있고, 머리를 움직이는 동안 망막에 맺히는 상이 흐려지는 것을 어느 정도 감소시킬 수 있다. 대치는 환자가 안구운동 시스템을 적극적으로 사용할 때 가능하다.[19] 안구운동 시스템에 의한 대치 방법들은 아래와 같다.

ⓐ 단속성 운동 변경 (Saccade modification)

편측성 전정기능 저하 환자가 머리를 빨리 돌릴 때 '교정적 단속성 운동(corrective saccade)'이 나타나는데, 이것이 "단속성 운동"이 '저하된 전정안 반사의 완서단계(slow-phase)'를 대치하는 방법이다.[22]

전정손상이 있는 환자들에서 두 가지 종류의 단속성 운동이 발견된다. 첫 번째는 '불충분한 진폭(undershoot)의 단속성 운동'이다. 환자가 물체를 눈과 머리로 따라가는 경우, 작아진 진폭의 단속성 운동이 여러 번 반복되면서 눈이 물체를 따라가게 된다. 이 덕분에 고개를 돌릴 때 눈을 목표물에 고정할 수 있다.[31] 두 번째는 '물체를 향한 단속성 운동(내장된 단속성 운동, pre-programmed saccade)'이다. 목표물을 주시하는 상태에서 병변 측으로 고개를 갑자기 돌릴 때 고개가 도는 방향과 반대방향, 즉 물체를 향한 단속성 운동이 만들어진다.[32]

ⓑ 원활추적 안운동 향상 (Enhancing smooth-pursuit eye movement)

원활추적 안운동은 결핍된 전정안 반사 대치의 한 방법이 될 수 있다. 한 연구에서 결핍된 전정계를 가진 환자가 통제집단보다 개/폐회로 추적운동 이득(pursuit gain)이 9%가 높게 나타나서, 추적운동의 향상을 보였다는 것이 밝혀졌다.[33] 심각한 양측성 전정결손이 있는 환자들도 원활추적 안운동을 통해 머리를 움직이는 동안 주시 안정성을 유지하였다. 안구운동을 향상키는 운동들은 [그림 2] 에 표현되어 있다.[18,34]

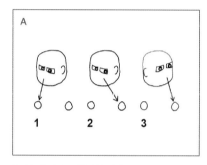 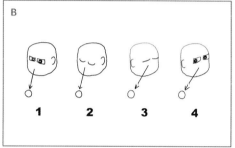

[그림 2] 안운동 향상을 위한 운동

A: 단속성 운동과 전정안 반사를 위한 운동
　1. 물체를 똑바로 바라보고 머리도 물체를 향한다; 2. 다른 물체를 본다; 그리고 3. 그 물체를 향해 고개를 돌린다.

B: 가상 추적(imagery pursuit)을 위한 운동
　1. 물체를 똑바로 바라보고 머리도물체를 향한다; 2. 눈을 감고; 3. 여전히 물체를 바라보고 있다고 상상하면서 머리를 물체와 멀어지는 방향으로 천천히 돌린다; 그리고 4. 눈을 뜨고 물체가 있는 방향으로 눈을 유지했는지 확인한다; 만약 유지하지 못했다면 물체를 향해 시선을 조정한다.

ⓒ 중추신경계 재프로그래밍 (Central preprogramming)

안구운동은 머리를 움직이기 직전 머리속으로 움직임을 예상할 때 이미 시작된다. 안구운동은 전정기관에서 기원하는 것이 아니라 중추신경계 재프로그래밍과 운동신경의 명령에서 기원한다.[35] 시력과 전정안반사 이득은 병변 측을 향한 머리 움직임이 예상되지 않을 때보다 예상될 때 더 우수하다. 이것은 머리의 움직임이 예상될 때 중추신경계 재프로그래밍이 주시 안정성 유지에 더 효과적임을 의미한다.[18] 주시 안정성을 유지하기 위한 중추신경계 재프로그래밍은 편측성보다는 양측성 전정결손 환자에서 더 많이 나타난다.[35]

ⓓ 단속성 안운동 중 눈 깜박임 (Eye blink during saccade)

정상인과 편측성 전정손상 환자 모두에서 단속성 운동 중 눈 깜박임이 보인다. 이것은 망막에 맺힌 상이 흐려지는 것을 예방하고, 전정안 반사의 결손을 상쇄시킬 수 있다.[36]

ⓔ 경부-안 반사 (Cervico-ocular reflex)

머리 움직임이 낮은 속도로 일어날 때에는(0.5Hz보다 낮을 경우) '경부-안 반사'에 의해 안구가 머리의 움직임과 반대 측으로 움직인다.[18] 경부-안 반사는 정상인에서는 안구운동에 큰 역할을 하지 않는다.[37] 하지만 양측성 전정 상실을 가진 환자에서는 경부-안 반사가 전정안 반사의 역할을 하게 된다. 이는 1) 목표물로 안구를 움직이는 비보상성 단속성 안운동(anticompensatory saccade)의 개시와 2) 차후의 느린 보상적 안구운동을 발생시키는 것을 뜻한다.[37] 경부-안 반사는 낮은 속도의 머리 움직임(0.5Hz보다 낮을 경우)에서 양측성 전정 상실 환자들의 시선 안정성에만 공헌한다고 알려져 있었다.[18] 하지만 최근의 연구에 따르면 경부-안 반사는 편측성 전정 상실 환자에게도 효과가 있을 것이라고 생각된다.[38]

(2) 목표 2: 자세 안정성 향상

자세 안정성 회복은 시선 안정성 회복보다 느리게 일어난다.[15] 자세 안정성 회복의 첫 번째 기전은 시각적 단서와 체성감각적 단서에 대한 의존성의 증가(대치, substitution)와 전정반응의 향상(적응, adaptation)이다.[20] 일시적인 전정결손을 가진 환자들에게는 정상 자세전략(postural strategy)으로 회복시키는 쪽으로 치료하고, 영구적인 전정결손을 가진 환자들에게는 체성감각적 단서에 의존하는 등의 보상(compensation)기전으로 치료해야 한다.[39]

자세 안정성을 위한 전정재활치료의 목표는 1) 주변의 고정된 시각정보와 지면으로부터 오는 체성감각정보를 이용하여 일차적 자세 감각계(primary postural sensory system)로 활용하기, 2) 남아 있는 전정기능을 더욱 잘 활용하기, 3) 자세를 취함에 있어 그 상황에 가장 효율적이고 효과적인 자세전략을 선택하는 능력 향상시키기,[40] 4)정상적 자세전략을 회복하기 등이다. 이를 위해서는 치료자가 전정결손이 일측인지 양측인지, 전정기능이 남아 있는지, 환자가 시각이나 고유수용성 감각 등 한 감각에 지나치게 의존하고 있는지, 그리고 다른 감각기능에 문제가 있는지 평가해야 한다.[41] 감각상호작용 평형검사(The Clinical Test for Sensory Interaction in Balance)는 전정계, 시각계, 그리고 체성감각계의 감각정보가 자세 안정성에 어떻게 사용되는지를 평가하기 위해 고안되었다.[42] 이 검사는 시각과 체성감각 자극의 유효성과 정확도를 변형시킨 여섯 가지의 다른 감각조건 아래에서 환자가 20초간 가만히 서 있는 동안 몸의 흔들림을 평가한다.[42] 환자를 발포고무판 위에 서 있도록 하면 체성감각정보가 감소하거나 왜곡된다.[42] 눈을 감도록 하거나 안대를 쓰게 하면 시각정보가 차단되고,[42] 머리와 연결된 돔(일본의 랜턴을 개조한 내부에 세로 줄무늬가 있는 것, dome)의 내부를 보게 하면 시각정보가 왜곡된다.[42] 최근에는 감각상호작용 평형검사에 돔을 사용하지 않고 빔 프로젝트를 사용하여 시각적 환경을 움직이는 방법으로 사용하고 있다.

❶ 시각 또는 체성감각 단서에 의한 대치

환자들은 급성기에는 체성감각적 단서(cue)에 의존하고, 만성기에는 시각적 단서에 의존한다.[18] 주변시야 움직임으로 생기는 시각자극은 중심시야 움직임에 의한 자극보다 더 강력하다.[40] 전정결손이 있는 환자에서 시각자극이 중요해지지만, 이를 자세 인지의 근거(postural reference)

로 삼기에는 매우 불안정하다. 예를 들어, 지면과 수직한 시각적 단서가 천천히 움직이거나 중력과 맞추어져 있지 않은 경우에 환자가 이런 시각적 단서에 근거하여 자세를 잡으려 한다면, 나아가서 지면에 대한 정보가 없거나 불안정할 때, 균형을 잃고 넘어질 수 있다.[40] 이 현상을 '시각 의존(visual dependency)'이라고 한다. 환자가 시각에 의존하게 되면, 길에서 트럭이 자신의 앞을 지나갈 때 마치 자신이 움직이는 것으로 착각하여 자신의 자세를 과다하게 교정함으로써 자세가 더 불안정해질 수 있다.[41] 따라서 환자에게 보행 중에 고정된 물체를 보고 균형을 잡으라고 하거나 보행 중 머리를 움직이지 않도록 하는 것과 같이 시각 의존성을 부추기는 방법은 좋지 않다.[20]

ⓐ 시각 의존을 극복하기 위한 운동

시각에 의존하는 환자들에서 시간 의존을 줄이기 위해서는 시각자극을 없애거나 왜곡한 상태에서 체성감각 자극을 최대화하여(예: 맨발) 균형운동을 하는 것이 좋다.[41] 또한 줄무늬 커튼을 움직이거나, 다양한 색과 크기의 모양이 인쇄된 원반을 돌리거나, 방 전체를 움직이는 등과 같은 안운동 자극 아래서 균형훈련을 하면 더욱 효과적이다.[43] 집에서는 자동차 추격전과 같이 배경이 빨리 움직이는 동영상을 보거나, 컴퓨터의 복잡한 화면보호기를 보거나, 세로줄이 그려져 있는 큰 판을 눈앞에서 움직임으로써 안운동 자극을 가할 수 있다.[43] 이와 같이 시야가 복잡한 장면들을 머리나 몸을 움직이거나, 앉아 있거나, 서 있거나, 보행하면서 보

는 것도 좋은 방법이다.[43]

ⓑ 체성감각 의존을 극복하기 위한 운동

체성감각 의존(somatosensor dependency)은 전정회복 중 특히 양측성 전정결손이 있는 환자에서 일어날 수 있다. 편측성 전정결손과는 달리 양측성 손실이 있는 환자들은 급성기에는 시각적 단서, 만성기에는 체성감각적 단서에 의존한다.[18,44] 이런 경우 전정 보상은 시각적 단서보다 체성감각적 단서로부터 이루어진다.[11] 이런 현상을 "체성감각 의존"이라고 하는데, 이를 극복하기 위해서는 카펫이나 푹신푹신한 발포고무(compliant foam), 움직이는 바닥 등과 같은 체성감각자극을 방해하는 표면 위에서 작업을 수행하는 것을 연습해야 한다. 푹신한 카펫 위에서 서서 공을 주고받는 동작이 좋은 예이다.[43] 그럼에도 불구하고 한 번 소실된 전정기능은 시각적, 체성감각적 단서를 활용하려고 아무리 노력해도 완전히 대체되지는 못한다.[18]

❷ 적응: 남아 있는 전정기능의 향상
   (Adaptation: improving the remaining vestibular function)

만약 시각적 단서와 체성감각적 단서 둘 다 변화시켰을 때 환자가 안정하지 못한다면, 남아 있는 전정기능을 향상시키기 위한 치료계획을 세워야 한다.[45] 평형기능에 대해 자신감이 있고 얼마나 전정 가중(vestibular weighting)을 잘 활용하는지가 보상의 관건이다.[40] 자세 안정성을 잘 회복하기 위해서는 환자들이 남아 있는 전정기능에 최대한 의존하게 연습해야 하고, 시각 의존이나 체성감각 의존이 생기지 않도록 해야 한다.[40]

남아 있는 전정기능에 의존하도록 하기 위해서는 환자들의 시각적, 체성감각적 단서를 천천히 줄이거나 변화시키는 것이 기본이다.[15,41] 환자들은 눈을 뜨거나 감은 상태, 그리고 딱딱하거나 푹신푹신한 표면에서 모두 시각, 체성감각 단서가 없이 수직으로 똑바로 서 있는 연습을 해야 한다. 환자들은 잔디 위, 쇼핑몰, 조명이 없는 곳 등 여러 환경에서 걷는 연습을 해야 한다.[15] 따라서 자세 안정성을 향상시키기 위해 고안된 운동들은 주로 눈을 감은 상태에서 쿠션 위에서 수행된다. 추가로 1) 걷다가 갑자기 방향을 틀거나 나선형으로 걷기, 그리고 2) 걷는 동안 치료 전문가가 오른쪽이나 왼쪽으로 돌도록 지시하는 것 등의 운동들도 포함될 수 있다.[15] 서서 운동하는 것으로 충분하므로, 앉은 자세나 다른 체위에서 굳이 운동을 할 필요는 없다.[15]

❸ 자세전략(postural strategy)의 회복

체위와 방향을 조정하기 위해서는 몸 전체의 근육을 조직화된 움직임으로 나타내게 하는 운동협응(motor coordination) 과정이 필요하다.[43] 이런 과정을 "자세전략"이라고 한다.

ⓐ 정상 자세전략

세 가지의 주요 자세전략은 발목 전략(ankle strategy), 고관절 전략(hip strategy), 발디딤 전략(stepping strategy)인데, 서 있는 동안 평형을 유지하거나 회복하는 수단이다. "발목 전략"은 다리를 넓게 벌리고 서서 발목 회전력(torque)을 사용하여 역립 진자(bottom-up, inverted-pendulum) 운동을 하는 동작으로 구성된다. "고관절 전략"은 다리를 좁게 벌리고 서서 몸통과 고관절의 빠른 회전력을 사용하는 동작으로 구성된다.[46] 발목 전략은 전정기능보다는 체성감각계에 더 의존하는 데 반해,[46] 고관절 전략은 전정기능에 더 의존한다.[47] 발목 전략은 상체와 하체의 움직임이 같은 방향으로 이루어지고, 고관절 전략은 상체와 하체의 움직임이 앞뒤 반대방향으로 이루어진다. 발디딤 전략은 안정성의 한계를 넘어섰을 때 발을 내딛는 동작으로 구성된다.

ⓑ 비정상 자세전략

전정결손 환자들은 한 발로 서거나 좁은 평균대를 지날 때 또는 발을 앞뒤로 붙여 서 있을 때와 같이 고관절 전략이 필요한 경우에도 고관절 전략을 사용하지 않고 발목 전략을 사용하려고 한다.[46] 전정결손이 있는 환자는 비정상적인 자세전략을 야기하여 불필요하게 과도한 고관절 움직임으로 이어질 수 있고,[48] 이는 미끄러운 지면에서 낙상으로 이어질 수 있다.[41]

ⓒ 효율적이고 효과적인 자세전략 찾기 훈련

비정상 자세전략을 사용하는 환자들에게는 그것을 대체할 수 있는 자세전략을 찾도록 훈련시켜야 한다. 이런 환자들은 균형계에 남아 있는 능력을 사용할 수 있도록 재훈련되어야 한다.[41] 자세전략은 중추신경계에 프로그래밍 되어 있기 때문에, 자세의 상황, 피험자의 예상, 그리고 사전경험에 따라 다양한 조합이 나올 수 있다.[47] 환자는 스스로 흔들림을 만들거나, 스스로 팔다리를 움직이거나, 혹은 외부의 힘으로 바닥이 흔들리는 동안 상황에 맞는 자세전략을 찾도록 연습해야 한다.[41]

ⓓ 정상 자세전략의 회복

발목 전략은 똑바로 서서 고관절과 무릎을 굽히지 말고 발목만 사용하여 작은 각도 내에서 앞뒤 좌우로 흔들어 시행할 수 있다.[43] 환자가 동작을 수행하는 동안 치료자가 환자의 허리나 어깨를 살짝 당기거나 미는 등의 방법으로 환자의 몸을 흔들면 효과적이다. 환자들은 팔 뻗기, 팔 들기, 공 던지기 등의 다양한 작업을 수행해야 한다.[43] 고관절 전략은 발을 이동하지 않고 균형을 유지함으로써 시행할 수 있다(그림 3). 좁은 평균대에 서 있거나, 발을 앞뒤로 붙여 서 있거나, 한 다리로 서는 등의 자세에서는 발목보다 고관절을 움직이게 되므로, 고관절 전략을 연습하기 좋은 자세이다. 환자들은 푹신한 바닥 위에 서서 스스로 흔들거나, 치료자가 환자의 몸을 흔들거나 해서 연습할 수 있다.[43] 발디딤 전략은 환자들이 수동적으로 체중을 한 쪽에 실었다가 빠르게 반대쪽 다리로 무게중심을 옮김으로써 시행할 수 있다.[43] 또한 환자들은 치료자가 환자의 몸을 밀거나 흔드는 동안 장애물을 넘거나 피하는 연습을 할 수 있다.[43]

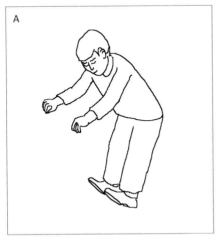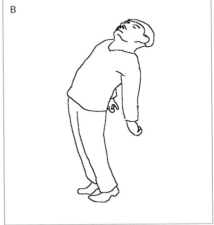

[그림 3] 몸통 앞뒤 흔들기

A: 몸을 앞으로 굽히고 무게중심을 뒤로 보낸다. 앞발이 약간 들릴 정도가 되면 멈춘다.
B: 몸을 뒤로 젖히고 무게중심을 앞으로 보낸다. 발뒤꿈치가 들리기 시작하면 멈춘다. 여러 번 반복한다.

어지럼과 자세불안정이 있는 만성 전정기능 저하 환자가 걸을 때는 휘청거려도 자전거는 잘 타는 경우가 있다. 브란트(Brandt) 박사는 급성 전정 기능장애 환자가 천천히 걸을 때보다 빨리 달릴 때 균형을 더 잘 잡는 것을 관찰하였는데, 이 현상과 같은 맥락이라고 할 수 있을 것이다.[49] 이것을 설명할 수 있는 기전은 아마 "자동적 척수 전위운동 프로그램(automatic spinal locomotor program)"일 것이다. 이것에 의해서 불안정한 전정신호가 억제되어 자전거 타기나 빨리 달리기 기능이 보존되는 것 같다.[49]

❹ 보조노구의 사용

자세를 유지함에 있어서 체성감각적 단서를 제공하는 가벼운 촉각은 자세 조절에 강력한 입력 정보가 된다. 예를 들어, 지팡이를 짚으면 마치 손가락의 길이가 연장되어 땅바닥에 대한 촉각 정보를 얻을 수 있으므로, 지팡이는 자세 유지에 아주 요긴한 도구가 될 수 있다.[40] 양측성 전정 기능저하가 있는 환자에게는 낙상위험에 대해 주의를 주어야 하는데, 특히 65세 이상의 양측성 전정결손 환자에서는 보조도구를 사용하도록 하는 게 좋다.[50] 편측성 장애를 가진 환자들과 달리 양측성 전정결손을 가진 환자들은 특히 초기에 보조도구가 필요할 수 있다. 하지만 환자들이 이러한 보조기구에 너무 의존하지 않도록 주의해야 한다.[41]

필자의 어지럼 환자 중에 시각장애자(맹인)가 있었는데, 모자나 장갑을 사용하면 균형을 잃을 것 같은 느낌이 들어 추운 날씨에도 모자나 장갑을 착용하지 않는다고 하였다. 이것은 얼굴의 체성감각정보가 보상기능을 한다는 것을 시사한다.[51] 따라서 균형장애가 있는 환자들은 보행 시 모자나 장갑을 착용하지 않는 것이 권장된다.

주시 안정성과 자세 안정성 회복의 공동 기전

주시 안정성과 자세 안정성 모두에 적용되는 공동 기전들이 아래에 기술되어 있다.

• 머리 움직임의 감소

말초 전정병변이 있는 환자들은 몸통과 목의 회전을 줄여 머리의 움직임을 최소화해서 안정성을 향상시키는 보상전략을 사용한다.[52] 환자들은 방향을 바꿀 때 머리를 몸통에 붙인 채 회전하는 버릇이 생겨, 경부 근육의 긴장, 피로, 경부 혹은 흉요추의 통증 등을 포함한 이차성 근골격 장애로 이어질 수 있다.[52]

환자들은 어지럼증, 경부 통증, 경부 과긴장 등으로 인해 경추 관절의 움직임이 줄어들 수 있다.[52] 환자들은 과도한 시각 고정(visual fixation)을 사용하기 때문에, 보행 도중에 위를 보거나 고개를 돌리기가 어려워진다.[52] 따라서 이 같은 머리 움직임을 줄이는 전략은 회복에 도움이 되지 않는다. 왜냐하면 머리를 움직이는 동안 선명하게 보는 기전을 제공하지 않고 정상적인 활동을 제한하기 때문이다.[18]

• 병변 측 전정기능의 자발적인 세포 회복

동물실험에서 자발적인 전정세포의 회복이 증명되었는데, 스트렙토마이신으로 치료한 닭(gallus domesticus)에서 전정기능이 완전히 회복되는 것을 관찰했다.[53] 단일뉴런 실험에서도 자발적 안진과 머리 기울임이 대부분 사라질 때쯤 병변 측의 전정핵에서 휴지기 활성이 회복되는 것이 입증됐다.[51] 하지만 세포 회복이 사람에서 전정기능 회복의 주요 인자가 되는지의 여부는 분명하지 않다.[18]

• 손상되지 않은 전정기능으로의 대치

말초성 병변이 큰 경우에는 반대 측의 전정신경이 더 활성화되어 병변 측의 기능을 어느 정도 대치하게 된다.[2] 또한 손상되지 않은 쪽의 중추 전정계에 대치나 보상이 생길 수 있다. 결과적으로 병변 측의 전정신경 활성도는 억제되고, 반대 측 전정핵의 활성도는 강화된다.[54] 편측성 전정결손인 경우, 교정적 단속성 운동(corrective saccade)은 경부의 자기수용감각이나 반대 측의 온전한 전정 구심신경에 의해 촉발될 수 있다는 것을 의미한다.[22]

(3) 목표 3: 어지럼 개선

원인이 명확히 밝혀지지 않은 양성 원인인 대부분의 체위성 어지럼 환자에서는 어지럼의 개선이 일차적 목표가 된다.[2] 예를 들어, 어떤 움직임을 하거나 자세를 취할 때 어지럼이 유발된다면, 이런 움직임이나 자세를 반복하면 습관화되어 어지럼이 줄어든다.[1] 치료자는 어지럼을 발생시키는 대표적인 동작을 찾아내어, 이 동작을 반복하도록 안내한다.[2] 움직임 민감도 검사(motion sensitivity test)는 증상을 발생시키는 자세와 움직임을 평가하기 위해 사용된다. 이 검사는 누워서, 앉아서, 혹은 서 있는 상태에서 고개나 몸을 돌리는 등의 연이은 움직임과 자세를 취하게 하여 어떤 자세에서 어지럼을 느끼는지 알아낸다.[15] 반복되는 감각자극에 대한 반응이 감소하는 것을 "습관화"라 하고, 반응을 유발하는 움직임을 반복함으로써 감각자극에 대한 반응이 줄어들어 "습관화"가 달성된다.[43]

습관화는 자극의 유형, 강도, 방향에 따라 조건이 맞아야 이루어진다. 일상생활에서 자주 하지 않는 움직임이 어지럼을 유발하는 경우가 많다. 비정상적인 신호를 반복적으로 가하면 보상반응을 유발한다.[55] 치료자는 양성 돌발성체위성 어지럼에서 나타나는 어지럼과 전정결손에서 나타나는 체위성 어지럼을 구분할 수 있어야 하다.[2] 습관화 운동에 의해 중추성 보상이 충분히 이루어지면, 자세에 의해 유발되는 어지럼은 없어질 것이다.[43,56] 습관화가 이루어지면, 병변에 의해 공간감각이 비정상으로 된 것도 정상 상태로 받아들여지게 된다.[55] 만약 환자가 인내심을 가지고 프로그램에 임할 수 있다면, 대부분은 4-6주 만에 체위성 어지럼의 극적인 경감을 경험할 수 있을 것이다.[21] 습관화의 효과는 노인에게는 느리게 나타나고, 일부 환자들에서는 완전한 습관화가 되지 않을 수 있다.[56] 습관화의 효과는 매우 오랜 기간 동안 지속된다.[55] Brandt-Daroff운동도 습관화 치료의 일종이다.[57] 목이나 몸통을 굽힐 때에 어지럼이 유발되는 환자들이 많다. 이런 환자들이 할 수 있는 운동은 [그림 4]에 나와 있다.

습관화 운동은 주시 안정성이나 자세 안정성을 향상시키기보다는 전정신호에 대한 원치 않는 반응을 줄이기 위해 고안되었기 때문에, 양측성 전정결손 환자들에게는 해당되지 않는 치료법이다.[52] 하지만 양측 전정결손이 있는 환자들에서 습관화가 도움이 되는 경우도 있는데, 머리-눈 운동으로 얻어지는 습관화의 결과로 진동시각(oscillopsia)이 호전될 수 있다.[1] 그러나 갑자기 일어서는 동작과 같이 기립성 저혈압을 야기할 수 있는 운동은 노인에게는 시키지 말아야 한다.[15]

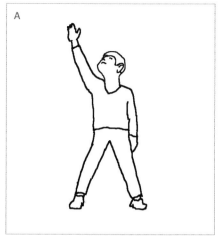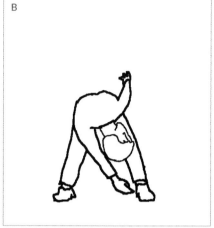

[그림 4] 어지럼 개선을 위한 운동

A: 발을 어깨너비로 벌리고 서서 한쪽 손을 머리 위로 올리고 시선은 그 손을 향한다.
B: 올린 팔을 반대쪽 발을 향해 대각선으로 내리면서 허리를 숙여, 반대쪽 발에 손이 닿을 때까지 허리를 숙인다. 시선은 계속 손을 향한다. 반대쪽 팔로도 반복한다.

(4) 목표 4: 일상생활 활동 개선

전정회복의 궁극적 목표는 환자가 정상적인 일상생활을 하게 하는 것이다. 따라서 전정재활치료는 환자가 정상적인 업무가 가능한 상태로 돌아가거나 스스로 만족하기 전까지는 완료되었다고 할 수 없다. 정상적인 업무가 가능한 상태로 돌아가지 못하거나 장애가 6개월 이상 지속되는 환자들은 장애가 있다고 판단할 수 있다.[4] 전정회복의 궁극적인 목표를 달성하기 위해서는 전정재활운동을 가만히 앉아 있거나 서 있는 상태에서 수행하기보다는[58] 보행 등의 일상 활동과 통합시켜야 한다.[43] 순수한 교정운동의 단조로움을 줄이기 위해 다양한 놀이를 도입할 수 있다.[14] 서서히 그리고 안전하게 여러 다양한 감각적 운동적 환경에 노출된 환자들에서는 그들의 신경계가 기능적인 목표를 달성하기 위한 전략을 스스로 깨우친다.[40]

전정재활치료를 받은 모든 환자들은 그들의 나이, 건강, 그리고 관심사와 부합하는 일반운동 프로그램도 권장된다. 대부분은 최소한의 단계별 걷기 운동 프로그램이 포함되어 있을 것이다. 그리고 가능하다면 조깅, 러닝머신 위에서 걷기, 에어로빅, 자전거 타기 등 더 격렬한 운동을 하는 것이 좋다. 골프, 볼링, 핸드볼, 라켓운동과 같이 눈, 머리, 그리고 몸이 연계되는 운동도 적합할 수 있다. 수상환경에서는 몸이 가볍게 느껴져 전정에 문제가 있는 환자들은 방향감각을 상실할 수 있기 때문에, 수영은 조심스럽게 접근되어야 한다.[2] 보행 시 보조기구를 사용하는 노인 중 이야기를 하며 걷는 환자들은 이야기를 하지 않고 걷는 사람들보다 넘어질 가능성이 높다.[59] 따라서 노인에게는 넘어짐을 예방하기 위해 대화를 할 때에는 보행을 멈추도록 지시해야 한다.[59] 머리를 빨리 움직일 때 균형을 잃는 환자에게는 운전을 하지 않도록 권고해야 한다.[60]

5. 회복에 영향을 끼치는 요인

약제, 시각과 체성감각정보, 치료가 시작된 시기, 매일 운동한 기간, 증상의 정도, 병변의 위치, 환자의 나이, 그리고 심인성 요인 등이 회복에 영양을 끼친다.

(1) 약제

전정억제제, 항우울제, 진정제, 그리고 항경련제 등과 같이 중추성으로 작용하는 약제들은 치료의 최종 결과에 대해 영향을 끼치는 부작용이 없다. 하지만 치료가 최종적 결과를 나타내기 위해 필요한 평균 기간은 약제를 사용하는 환자들에서 두드러지게 길다.[1,2,9]

(2) 시각과 체성감각 자극정보

편측성 전정결손 발병 초기에 시각자극이 박탈되면(어두운 곳에 있거나 시력이 나쁜 경우) 회복이 늦어진다.[27] 또한 어지럼을 일으키는 움직임이나 자세를 피하는 것도 회복을 지연시킨다.[2]

(3) 치료를 시작하는 시기

환자가 이른 시기에 운동을 시작할수록 그 결과는 빠르게 그리고 더 좋게 나타난다고 믿어져왔다.[4,16,29] 하지만 증상이 오래된 환자에 대한 치료효과가 나쁘지 않다는 결과가 많기 때문에, 현재는 어떤 시기 이내에 치료를 시작해야 효과가 좋다는 주장은 없어지고 개개인이 기능적 향상을 달성하기 위한 결정적인 시기가 없다는 견해가 지배적이다.[9,26]

(4) 일일 운동기간

편측 전정결손을 가진 사람에게 일방향성 안운동 자극(예를 들어, 30초, 하루 10회, 열흘 동안)을 주면 전정안 반사 이득이 증가한다.[29] 따라서 아주 짧은 자극만으로도 전정기능의 회복을 유도할 수 있다고 생각된다.

(5) 증상의 정도

증상의 정도는 치료결과에 영향을 미치지 않는다.[1] 하지만 메니에르병과 같은 변동적 전정결손, 불완전한 손상, 체위성 어지럼(BPPV), 미로의 진행형 병리, 천천히 진행하는 종양처럼 불안정한 병변 등의 경우에는 중추신경계가 보상작용을 하기 어렵고 운동요법 또한 효과가 없다.[9,39] 자발적 혹은 지속적인 불균형 증상, 두부외상 과거력, 영구적 장애, 심각한 자세조절이상을 가진 환자들은 운동치료 프로그램의 효과가 적다.[9]

(6) 병소(Lesion site)

중추성이나 중추와 말초 혼합성 병변을 가진 환자들은 장기적인 치료를 요하지만, 병변의 위치에 따른 최종 결과의 차이는 없다. 혼합성 병소를 가진 경우 더욱 긴 치료기간이 요구될 수는 있다.[9,60] 순수한 중추성 병변만을 가진 환자들은 혼합성 병변을 가진 환자들에 비해 치료에 대해 더 좋은 결과를 나타냈다.[2] 소뇌의 병변은 회복이 늦다.[61] 두부외상, 그리고 그와 관련된 전정결손을 가진 환자들은 치료에 의한 개선 정도가 낮았고[62] 현저히 나쁜 결과를 나타냈다.[1]

(7) 환자의 연령

환자의 연령은 회복의 마지막 단계에 영향을 미치지 못하지만, 종종 치료의 최대 효과를 얻기 위한 시간을 연장시킨다.[1,2,9,26,63]

(8) 심인성 요인

불안, 우울, 혹은 약물에 대한 과도한 의존 등이 전정 보상을 방해할 수 있다.[2]

6. 운동의 실행

(1) 운동의 원칙

운동을 시작하기 전에 목의 긴장을 이완하는 운동을 하면 좋다(어깨 으쓱하기, 어깨와 팔 돌리기, 그리고 경부 스트레칭).[43] 전정 적응을 유도하고 움직임에 의해 유발되는 증상을 습관화시키기 위해 가급적 머리를 많이 움직이라고 해야 한다.[15] 환자들은 두 발을 붙이거나 한 발로 서서 균형 잡기, 머리와 몸통의 위치를 다양하게 바꾸며 균형 잡기, 그리고 팔을 이용해 여러 일을 수행하며 균형 잡기 등을 포함한 다양한 기능적인 동작들을 훈련해야 한다.[43]

전정재활운동에는 근력운동, 유연성 운동, 자발적 안구운동과 시선고정(주시 안정성 운동), 적극적 머리 움직임(전정안 반사의 재보정), 적극적 신체 움직임(전정척수 조절의 향상), 다양한 감각들의 사용에 대한 대치운동(특히 체성감각신호), 시력, 시각 의존성 운동, 체성감각 의존성 운동, 습관화 운동, 보조기구 사용 교육, 그리고 낙상을 피하기 위한 안전기술 등이 포함된다.

(2) 운동의 요소

주시 안정성의 향상, 안구운동의 향상, 자세 안정성의 향상, 어지럼의 개선을 위한 주요 운동은 [표 1]에 묘사되어 있다.

(3) 운동의 응용

다양한 주위 환경에서 [표 2]에 기술된 운동을 수행할 수 있다.

[표 1] 목표에 따른 주요 전정재활운동

1. 주시 안정성 향상을 위한 운동

    1) 고개 회전: 정지된 목표물에 시선을 고정한 채 고개를 양쪽으로 수평적으로 움직인다. 같은 운동을 수직 방향으로 수행한다(그림 1A).[15,17,52]

    2) 머리-몸통 회전 운동(전정안 반사 억제 훈련): 시선을 엄지에 고정하고 팔은 몸통과 같이 움직이며, 시선은 엄지에 고정한 채 머리와 몸통을 같이 회전시킨다(Zee's 운동으로부터 수정됨(그림 1B)[60]).

    3) 보행 중 머리 회전: 직선으로 보행하면서 정지된 목표물에 시선을 고정한 채 고개를 양쪽으로 수평적으로 움직인다. 같은 운동을 수직 방향으로도 수행한다.[60]

2. 안구운동 향상을 위한 운동

    1) 단속성 운동: 머리는 고정하고 눈만 움직인다. 머리를 움직이지 않고 수평적으로 놓인 두 목표물을 빠르게 번갈아 응시한다. 이를 여러 번 반복한다(Cawthorne-Cooksey 운동 중 하나[60]).

     2) 추적 운동: 머리는 고정하고 눈만 움직인다. 한쪽 팔을 앞으로 뻗어 엄지손가락을 세운 후, 팔을 양쪽으로 움직이며 엄지손가락을 응시한다(Cawthorne-Cooksey 운동의 변형[60]).

    3) 단속성 운동과 전정안 반사: 수평으로 놓인 두 목표물을 상상한다. 예를 들어, 양쪽 팔을 앞으로 뻗고 양쪽 엄지손가락(목표물)을 세운다. 머리를 목표물을 향해 위치시키고 목표물을 응시한다. 고개를 천천히 돌리며 두 목표물을 번갈아 응시한다. 반대방향으로도 반복한다. 양쪽 방향으로 여러 번 반복한다(그림 2A).[52]

    4) 가상 추적(기억된 목표물): 머리를 목표물을 향해 위치시키고 목표물을 똑바

로 응시한다. 눈을 감고 목표물을 여전히 바라보고 있다고 상상하며 고개를 천천히 돌린다. 눈을 떠서 목표물을 바라보고 있는지 확인한다. 그렇지 않다면, 목표물에 다시 시선을 고정한다. 반대방향으로도 반복한다. 이는 최대한 정확해야 한다. 양쪽 방향으로 여러 번 반복한다(그림 2B).[52]

3. 자세 안정성 향상을 위한 운동
   1) 한쪽 다리로 선다. 25초간 버틴다. 다른 쪽 다리로 바꾼다(Cawthorne-Cooksey 운동 중 하나[60]).
   2) 양쪽 팔을 벌린 채 두 발을 앞뒤로 나란하게 하여 선다. 15초간 버틴다. 발의 위치를 바꾸어 수행한다.
   3) 몸통 앞뒤 흔들기: 환자를 의자 뒤에 그리고 벽 앞에 위치시킨다. 이는 환자의 낙상을 예방하기 위해서이다. 환자는 먼저 상체를 앞으로 숙이고 발가락이 위로 향한 상태로 무게중심을 뒤로 보낸다. 그 후 상체를 뒤로 굽혀 발뒤꿈치를 든 상태에서 무게중심을 앞으로 보낸다. 10회 반복한다(저자의 운동 중 하나(그림 3)).
   4) 제자리 걷기를 한다.

4. 어지럼을 감소시키기 위한 운동
   한쪽 손을 머리 위로 올린 상태로 서서 시선은 든 손을 향한다. 허리를 숙여 대각선으로 팔을 늘어뜨리고 반대쪽 발에 손이 닿을 때까지 시선은 계속 손을 향한다. 10회 반복한다(저자의 운동 중 하나(그림 4)).

5. 일상생활 활동을 개선시키기 위한 운동
   1) 걷다가 오른쪽과 왼쪽으로 급격하게 혹은 넓게 방향을 돌린다.
   2) 앉은 상태에서 일어섰다가 다시 앉는다(Cawthorne-Cooksey 운동 중 하나[60]).

[표 2] 운동을 다양한 환경 아래에서 수행함으로써 변형할 수 있다

		주시 안정성	안구운동	자세 안정성
눈	뜨다	○	○	○
	감다	○	○	○
머리 움직임	수평	○	○	
	수직	○	○	
속도	느리다	○	○	○
	빠르다	○	○	○
움직임의 진폭	작다	○	○	○
	크다	○	○	○
목표물의 위치	고정됨	○	○	
	움직임	○	○	
	가상	○	○	
목표물과의 거리	멀다	○	○	
	가깝다	○	○	
자세	앉다	○		
	서다	○		○
발 위치	어깨너비로	○	○	
	옆으로 붙임	○	○	○
	앞뒤로 붙임			○
	한쪽 다리로 섬			○
팔 위치	바깥쪽으로 폄			○
	몸 가까이 붙임			○
	가슴앞에서 교차			○
바닥의 경도	단단함			○
	부드러움			○
	쿠션			○
바닥의 폭	넓다			○
	좁다			○
걸음걸이	정지	○		
	보행	○		

(4) 운동의 빈도와 기간

환자들은 주시 안정성 운동을 매일 네다섯 번씩 20-40분에 걸쳐 수행하고, 또한 균형운동과 보행운동을 매일 20분씩 해야 힌다.[26] 각긱의 운동들은 최소 하루에 2회 수행되어야 하며, 각각 5회 반복으로 시작하여 10회 반복까지 늘릴 수 있다.[17]

(5) 진행방법(How to progress)

❶ 후속방문(Follow-up visits)

집에서 매일 할 수 있는 운동을 환자들에게 구체적으로 제공해야 하며, 보통 1~2주에 한 번씩 방문하도록 한다. 한 번 방문할 때마다 치료 전문가는 각각의 환자에 대해 구체적인 문제와 목표를 알려주어야 한다. 치료에 정체기가 나타나서 호전이 더딘 경우, 맞춤형 운동에서 나아가 다양한 운동과 활동으로 구성된 프로그램을 제공해야 한다.[1]

❷ 다음 단계로의 진행(Progressing to the next session)

주어진 동작을 어지럼 없이 수행할 수 있게 되면, 환자의 상태가 개선되어 그 동작을 하는 것이 용이해졌다는 것을 의미한다.[43] 이와 같이 환자가 나아질수록 움직임의 속도를 다양하게 사용하는, 더욱 까다롭고 힘이 드는 동작을 환자에게 제공해 야 한다.[43]

❸ 보상의 유지(Maintaining compensation)

어지럼증 없이 모든 운동을 수행할 수 있게 되면, 보상능력을 계속 유지하기 위해 환자는 활발하게 신체활동을 유지해야 한다(예: 구기운동, 춤).[43] 충분한 전정 보상이 이루어진 후에도, 스트레스, 피로, 질병 등에 의해 어지럼이 재발할 수 있다는 것을 염두에 두어야 한다.[43]

(6) 특수한 상황(Special situations)

❶ 급성기(The acute period)

환자는 급성기 전정병변 이후 첫 몇 시간 동안 메스꺼움을 느끼거나 구토를 할 수 있다. 이는 적절한 약제를 사용하여 완화시킬 수 있다. 메스꺼움이나 구토가 진정된 후에는 조용히 누워서 천장의 목표물을 바라본 상태에서 천천히 고개를 돌린다. 환자가 앉을 수 있는 상태가 되면 몇 가지 주요 운동을 시작할 수 있다.

❷ 메스꺼움(Nausea)

치료 목적으로 운동하는 도중에 메스꺼움이나 구토가 나타나는 경우에는 메스꺼움이 나타나기 이전 단계의 운동으로 돌아가 수행하는 것이 좋은데,[1] 일단 프로그램을 중단하고 며칠 후 다음 방문 시간에 이전 단계에서 다시 시작하도록 한다. 증상이 나아지지 않는 경우에는 구토 억제제를 함께 사용할 수 있다. 치료 목적으로 운동을 하다가 어지럼이 악화되어 일상생활에 지장이 있을 때에도 마찬가지이다. 이 경우에는

전정억제제를 함께 사용하면 도움이 된다.[1]

❸ 안경(Glasses)

좋은 시각자극 하에서 운동하는 것이 좋지만, 안경을 쓰고 머리-눈 운동과 같은 운동을 하면 어지럼이 악화될 수 있다. 따라서 운동을 할 때에는 안경을 벗고 하기를 권고한다.

❹ 안전 수칙(Safety concerns)

환자가 운동을 안전하게 그리고 전문 치료사의 지속적인 감시 없이도 수행할 수 있는 환경이 필요하다.[43] 따라서 매우 불안정하거나 낙상에 대한 우려가 있는 환자들은 천장에 연결된 벨트를 착용하거나, 평행봉 사이에 서거나, 벽이나 모서리 가까이에서 혹은 의자나 탁자 앞에 서서 운동을 수행해야 한다.[43]

7. 요약

눈 및 머리와 연관된 운동은 주시 안정성 향상에 효과적이고, 폭이 좁은 바닥이나 쿠션 위에 서서 눈을 감은 상태로 하는 운동은 자세 안정성 향상에 효과적이다. 전정재활치료는 전정기능이 잘 보상되지 않는 안정형 전정병변을 가진 환자들에게 적용이 가능하고, 환자의 나이, 병변의 원인, 증상의 기간 및 정도와는 무관하게 적용할 수 있다. 중추성으로 작용하는 약제의 사용이나 시각/체성감각의 박탈은 피해야 한다. 환자의 안전이 가장 중요하기 때문에 치료 전문가는 치료기간 동안 항상 환자를 감시해야 한다. 안전을 위한 교육과 기구는 환자들이 쉽게 이용할 수 있어야 한다. 전정재활치료는 불필요한 약제나 검사를 줄이고 회복기간을 단축함으로써 어지럼의 치료에 드는 비용을 절감할 수 있다. 전정재활치료는 매우 안전하고 효과적이며, 부작용이 적고, 현재까지는 장기적 어지럼의 완화에 가장 유용한 방법이다.

REFERENCES

1. Shepard NT, Telian SA, Smith-Wheelock M. Habituation and balance retraining therapy. A retrospective review. Neurol Clin 1990;8: 459-475.

2. Shepard NT, Telian SA. Programmatic vestibular rehabilitation. Otolaryngol Head Neck Surg 1995;112:173-182.

3. Cawthorne T. Vestibular injuries. Proc R Soc Med 1946;39:270-273.

4. Cooksey FS. Rehabilitation in vestibular injuries. Proc R Soc Med 1946; 39:273-278.

5. Hall CD, Heusel-Gillig L, Tusa RJ, Herdman SJ. Efficacy of gaze stability exercises in older adults with dizziness. J Neurol Phys Ther 2010; 34:64-69.

6. Shepard N, Asher A. Treatment of patients with nonvestibular dizziness and disequilibrium. In: Herdman SJ. Vestibular Rehabilitation. 2nd ed. Philadelphia: F.A. Davis Co., 2000;534-544.

7. Seok JI, Lee HM, Yoo JH, Lee DK. Residual dizziness after successful repositioning treatment in patients with benign paroxysmal positional vertigo. J Clin Neurol 2008;4:107-110.

8. Blatt PJ, Georgakakis GA, Herdman SJ, Clendaniel RA, Tusa RJ. The effect of the canalith repositioning maneuver on resolving postural instability in patients with benign paroxysmal positional vertigo. Am J Otol 2000;21:356-363.

9. Shepard NT, Telian SA, Smith-Wheelock M, Raj A. Vestibular and balance rehabilitation therapy. Ann Otol Rhinol Laryngol 1993;102:198-205.

10. Hain TC. Vestibular rehabilitation therapy (VRT). [cited 2010 Oct 3]. Available from: URL:http://www.dizziness-and-balance.com/treatment/rehab.html.

11. Zee DS. Vestibular adaptation. In: Herdman SJ. Vestibular Rehabilitation. 3rd ed. Philadelphia: F.A. Davis Co., 2007;77-90.

12. Halmagyi GM, Weber KP, Curthoys IS. Vestibular function after acute vestibular neuritis. Restor Neurol Neurosci 2010;28:37-46.

13. Kim HA, Hong JH, Lee H, Yi HA, Lee SR, Lee SY, et al. Otolith dysfunction in

vestibular neuritis: recovery pattern and a predictor of symptom recovery. Neurology 2008;70:449-453.

14. Brandt T, Huppert T, Hüfner K, Zingler VC, Dieterich M, Strupp M. Long-term course and relapses of vestibular and balance disorders. Restor Neurol Neurosci 2010;28:69-82.

15. Herdman SJ, Whitney SL. Intervention for the patient with vestibular hypofunction. In: Herdman SJ. Vestibular Rehabilitation. 3rd ed. Philadelphia: F.A. Davis Co., 2007;309-337.

16. Herdman SJ, Clendaniel RA, Mattox DE, Holliday MJ, Niparko JK. Vestibular adaptation exercises and recovery: acute stage after acoustic neuroma resection. Otolaryngol Head Neck Surg 1995;113:77-87.

17. Krebs DE, Gill-Body KM, Riley PO, Parker SW. Doubleblind, placebo-controlled trial of rehabilitation for bilateral vestibular hypofunction: preliminary report. Otolaryngol Head Neck Surg 1993;109:735-741.

18. Herdman SJ. Role of vestibular adaptation in vestibular rehabilitation. Otolaryngol Head Neck Surg 1998;119:49-54.

19. Curthoys IS, Halmagyi, M. Vestibular compensation: clinical changes in vestibular function with time after unilateral vestibular loss. In: Herdman SJ. Vestibular Rehabilitation. 3rd ed. Philadelphia: F.A. Davis Co., 2007;172-194.

20. Herdman SJ. Advances in the treatment of vestibular disorders. Phys Ther 1997;77:602-618.

21. Gauthier GM, Robinson DA. Adaptation of the human vestibuloocular reflex to magnifying lenses. Brain Res 1975;92:331-335.

22. Schubert MC, Zee DS. Saccade and vestibular ocular motor adaptation. Restor Neurol Neurosci 2010;28:9-18.

23. Lisberger SG, Miles FA, Optican LM. Frequency-selective adaptation: evidence for channels in the vestibulo-ocular reflex? J Neurosci 1983; 3:1234-1244.

24. Schubert MC, Della Santina CC, Shelhamer M. Incremental angular

vestibulo-ocular reflex adaptation to active head rotation. Exp Brain Res 2008;191:435-446.

25. Tiliket C, Shelhamer M, Tan HS, Zee DS. Adaptation of the vestibulo-ocular reflex with the head in different orientations and positions relative to the axis of body rotation. J Vestib Res 1993;3:181-195.

26. Herdman SJ, Hall CD, Schubert MC, Das VE, Tusa RJ. Recovery of dynamic visual acuity in bilateral vestibular hypofunction. Arch Otolaryngol Head Neck Surg 2007;133:383-389.

27. Fetter M, Zee DS, Proctor LR. Effect of lack of vision and of occipital lobectomy upon recovery from unilateral labyrinthectomy in rhesus monkey. J Neurophysiol 1988;59:394-407.

28. Shelhamer M, Tiliket C, Roberts D, Kramer PD, Zee DS. Short-term vestibulo-ocular reflex adaptation in humans. II. Error signals. Exp Brain Res 1994;100:328-336.

29. Pfaltz CR. Vestibular compensation. Physiological and clinical aspects. Acta Otolaryngol 1983;95:402-406.

30. Barnes GR. Visual-vestibular interaction in the control of head and eyemovement: the role of visual feedback and predictive mechanisms. Prog Neurobiol 1993;41:435-472.

31. Kasai T, Zee DS. Eye-head coordination in labyrinthine-defective human beings. Brain Res 1978;144:123-141.

32. Tian J, Crane BT, Demer JL. Vestibular catch-up saccades in labyrinthine deficiency. Exp Brain Res 2000;131:448-457.

33. Bockisch CJ, Straumann D, Hess K, Haslwanter T. Enhanced smooth pursuit eye movements in patients with bilateral vestibular deficits. Neuroreport 2004;15:2617-2620.

34. Leigh RJ, Huebner WP, Gordon JL. Supplementation of the human vestibulo-ocular reflex by visual fixation and smooth pursuit. J Vestib Res 1994;4:347-353.

35. Herdman SJ, Schubert MC, Tusa RJ. Role of central preprogramming in

dynamic visual acuity with vestibular loss. Arch Otolaryngol Head Neck Surg 2001;127:1205-1210.

36. Black RA, Halmagyi GM, Curthoys IS, Thurtell MJ, Brizuela AE. Unilateral vestibular deafferentation produces no long-term effects on human active eye-head coordination. Exp Brain Res 1998;122:362-366.

37. Bronstein AM, Hood JD. The cervico-ocular reflex in normal subjects and patients with absent vestibular function. Brain Res 1986;373:399-408.

38. Schubert MC, Das V, Tusa RJ, Herdman SJ. Cervico-ocular reflex in normal subjects and patients with unilateral vestibular hypofunction. Otol Neurotol 2004;25:65-71.

39. Shumway-Cook A, Horak FB, Yardley L, Bronstein AM. Rehabilitation of balance disorders in the patient with vestibular pathology. In: Bronstein AM, Brandt T, Woollacott M. Clinical Disorders of Balance Posture and Gait. London: Arnold, 1996;211-235.

40. Horak FB. Postural compensation for vestibular loss and implications for rehabilitation. Restor Neurol Neurosci 2010;28:57-68.

41. Ford G, Marsden J. Physical exercise regimes-practical aspects. In: Luxon LM, Davies RA. Handbook of Vestibular Rehabilitation. London: Whurr Publishers, 1997;101-115.

42. Shumway-Cook A, Horak FB. Assessing the influence of sensory interaction of balance. Suggestion from the field. Phys Ther 1986;66:1548- 1550.

43. Pavlou M, Shumway-Cook A, Horak FB, Yardley L, Bronstein AM. Rehabilitation of balance disorders in the patient with vestibular pathology. In: Bronstein AM, Brandt T, Woollacott MH, Nutt JG. Clinical Disorders of Balance, Posture and Gait. 2nd ed. London: Arnold, 2004; 317-343.

44. Bles W, Vianney de Jong JM, de Wit G. Compensation for labyrinthine defects examined by use of a tilting room. Acta Otolaryngol 1983;95: 576-579.

45. Whitney SL, Herdman SJ. Physical therapy assessment of vestibular hypofunction. In: Herdman SJ. Vestibular Rehabilitation. 3rd ed.

Philadelphia: F.A. Davis Co., 2007;333-372.

46. Horak FB, Nashner LM, Diener HC. Postural strategies associated with somatosensory and vestibular loss. Exp Brain Res 1990;82:167-177.

47. Horak FB. Role of the vestibular system in postural control. In: Herdman SJ. Vestibular Rehabilitation. 3rd ed. Philadelphia: F.A. Davis Co., 2007;32-53.

48. Shupert CL, Horak FB, Black FO. Hip sway associated with vestibulopathy. J Vestib Res 1994;4:231-244.

49. Brandt T, Strupp M, Benson J. You are better off running than walking with acute vestibulopathy. Lancet 1999;354:746.

50. Herdman SJ, Blatt P, Schubert MC, Tusa RJ. Falls in patients with vestibular deficits. Am J Otol 2000;21:847-851.

51. Smith PF, Curthoys IS. Mechanisms of recovery following unilateral labyrinthectomy: a review. Brain Res Brain Res Rev 1989;14:155-180.

52. Herdman SJ, Clendaniel RA. Assessment and interventions for the patient with complete vestibular loss. In: Herdman SJ. Vestibular Rehabilitation. 3rd ed. Philadelphia: F.A. Davis Co., 2007;338-359.

53. Jones TA, Nelson RC. Recovery of vestibular function following hair cell destruction by streptomycin. Hear Res 1992;62:181-186.

54. Dieterich M, Brandt T. Imaging cortical activity after vestibular lesions. Restor Neurol Neurosci 2010;28:47-56.

55. Norré ME, De Weerdt W. Treatment of vertigo based on habituation.1. Physio-pathological basis. J Laryngol Otol 1980;94:689-696.

56. Norré ME, Beckers A. Vestibular habituation training for positional vertigo in elderly patients. Arch Gerontol Geriatr 1989;8:117-122.

57. Brandt T, Daroff RB. Physical therapy for benign paroxysmal positional vertigo. Arch Otolaryngol 1980;106:484-485.

58. Das VE, Leigh RJ, Thomas CW, Averbuch-Heller L, Zivotofsky AZ, Discenna AO, et al. Modulation of high-frequency vestibuloocular reflex during visual tracking in humans. J Neurophysiol 1995;74:624-632.

59. Lundin-Olsson L, Nyberg L, Gustafson Y. "Stops walking when talking" as a

predictor of falls in elderly people. Lancet 1997;349:617.

60. Keim RJ, Cook M, Martini D. Balance rehabilitation therapy. Laryngoscope 1992;102:1302-1307.

61. Furman JM, Balaban CD, Pollack IF. Vestibular compensation in a patient with a cerebellar infarction. Neurology 1997;48:916-920.

62. Telian SA, Shepard NT, Smith-Wheelock M, Kemink JL. Habituation therapy for chronic vestibular dysfunction: preliminary results. Otolaryngol Head Neck Surg 1990;103:89-95.

63. Norré ME, Beckers A. Benign paroxysmal positional vertigo in the elderly. Treatment by habituation exercises. J Am Geriatr Soc 1988;36: 425-429.

64. Brandt T, Dieterich M. Postural imbalance in peripheral and central vestibular disorders. In: Bronstein AM, Brandt T, Woollacott MH, Nutt JG. Clinical Disorders of Balance, Posture and Gait. 2nd ed. London: Arnold, 2004;146-162.

제2부

중추성 전정질환의 전정재활치료

전정재활치료 또는 맞춤전정운동 치료는 운동 중심의 치료 프로그램으로, 사람의 뇌에 존재하는 전정의 적응기전과 보상기전을 촉진하도록 고안되었다. 전정재활치료 후 중심전정기능장애(central vestibular dysfunction)가 호전된다는 근거는 드물지만, 소뇌질병에서 자세의 안정성이 호전되었고, 파킨슨병에서 주관적인 불평(subjective complaint)과 낙상위험이 감소하였다. 중추신경계 손상에 대한 회복기전으로 가능성이 있는 것으로는 신경의 발아, 간접적 기능, 기능적 재편성, 대체, 그리고 가소성이 포함된다. 중추신경계가 원인인 환자들을 위한 전정재활치료에는 균형과 걸음걸이 훈련, 근력강화 운동과 유연성 운동, 체성감각과 시각의 활용, 그리고 운동 제어방법의 활용 등이 포함되어야 한다. 전정재활치료는 말초성 어지럼증뿐 아니라 중추성 어지럼증 환자들에게도 유용하게 사용될 수 있다.

(Res Vestib Sci 2015;14(4):97-100)

1. 서론

전정재활치료는 중추성 보다는 말초성 어지럼증 환자에게 효과가 있다고 여겨졌는데,[1] 이는 중추성 병변인 경우 전정재활치료를 더 오래 해야 하기 때문이었다.[2]

어지럼증 환자 중 25%가 중추성 어지럼증에 해당한다.[3] 이는 연수의 전정핵에서 앞쪽중간뇌(rostral midbrain)의 안구운동 신경핵(ocular motor nuclei)과 통합중심(integration center), 전정소뇌(vestibulocerebellum), 시상, 그리고 다감각성 전정피질(multisensory vestibular cortex)까지 포함하는 뇌줄기(brain stem)의 전정경로의 병변에 의해 야기된다.[3,4] 전정핵은 전정신호를 처리하고 전달하는 역할을 하고, 전정소뇌는 전정반응을 조절하고, 전정계가 손상이나 질병, 혹은 감각-운동적 요구에 적응할 수 있도록 한다.[1] 중추성 어지럼증은 감각경로의 손상이 대부분의 원인을 차지하며, 나머지 원인은 말초 전정기관에서 부터 전정피질 사이에 있는 여러 구조물에서 생성되는 비정상적인 자극이다. 대부분의 중추성 어지럼증은 명확한 발생장소가 있지만, 인과관계는 명확하지 않다.[5] 중추성 어지럼증과 동반된 신체이상에는 편두통과 연관된 어지럼증, 외상적 후유증, 허혈성 질환, 다발경화증 플라크, 소뇌를 침범하는 퇴행성 질환,[1,4] 염증성 질환, 종양, 중독, 그리고 외상적 병변 등이 있다.[5] 전정편두통은 일시적인 증상으로 전정재활치료의 대상은 아니기 때문에 이 글에서는 다루지 않는다. 파킨슨병에서 보이는 자세불안정이 전정계, 고유감각계, 그리고 시각계의 구심성 자극의 비정상적인 처리와 관련되어 있다는 것이 밝혀졌기 때문에, 기저핵의 병변은 중추성 어지럼증에 해당한다고 할 수 있다.[6,7]

중추성 전정이상은 말초성 전정이상에 비해 불균형을 더 많이 야기하거나 다른 신경증상과 연관될 가능성이 높다.[1] 중추성 어지럼증은 자연적으로 회복되지 않거나 매우 천천히 회복된다.[3] 그렇다 하더라도 전정재활치료가 호전속도를 높이기 때문에[8] 안정적인 중추성 병변을 가진 환자들은 전정재활치료의 대상이 된다.[2]

중추성 병변의 중추적 보상기전은 말초성 전정병변의 중추적 보상기전과 유사하며, 전정재활치료는 이 중추적 보상기전을 촉진할 수 있다.[5] 중추신경계 손상에 대한 회복기전으로 가능성이 있는 것으로는 신경의 발아, 간접적 기능, 기능적 재편성, 대체, 그리고 가소성이 포함된다.[9,10] 중추성 어지럼증은 다섯 개의 하위집단 - 중추성 전정장애, 중추와 말초의 혼합성 전정장애, 외상 후 중추성 장애, 뇌졸중(소뇌의 뇌졸중을 제외), 그리고 소뇌의 기능장애 - 으로 나눌 수 있다. 이 가운데 소뇌의 기능장애에서 전정재활치료의 효과가 가장 미미했고, 다른 집단들에서는 전정재활치료 후 보행기능장애나 낙상위험은 여전히 보였으나 확연하게 나아짐을 확인할 수 있었다.[8]

2. 중추성 어지럼증에 대한 전정재활치료의 유용성

편두통성 어지럼(뇌저편두통이라고도 함)은 중추성 어지럼증으로 분류되기도 하고 중추와 말초 혼합성 어지럼증으로 분류되기도 하는데, 아주 흔한 편이고[11] 만성 비특이성 어지럼증으로 나타나기도 한다.[12] 편두통성 어지럼의 치료에는 전정재활치료나 물리치료가 해당되지 않는다.[12]

뇌 외상은 내이, 전정신경, 혹은 중추적 구조와 경로에 손상을 초래할 수 있다. 뇌 외상 후 기능적 결함은 주로 여러 상호작용 인자들에 의해 생기기 때문에, 전정계의 병변부터 전반적인 기능상실에 이르기까지 이의 상대적인 기여도를 가려내는 것이 어려울 수 있다.[13] 따라서 외상 후 어지럼증 환자들을 치료할 때에는 경부이상과 동반되는지의 여부와 관계없이 말초와 중추 전정계가 모두 관련되어 있을 가능성을 염두에 두어야 한다. 환자 개개인의 상태에 따라 치료방법은 각기 다를 것이다.[1] 대부분의 경우, 전정재활치료는 근본적인 전정병변을 고치기보다는 중추신경계의 보상작용을 촉진시키기 위해 고안되었다.[13] 활발한 운동치료에도 불구하고 외상성 전정장애를 가진 많은 환자들은 외상 몇 년 후에도 지속적인 어지럼증과 불균형 증상을 나타낸다.[13]

허혈성 중추성 전정장애 질환의 경우, 수주에서 수개월 이내에 병변의 회복, 중추성 보상기전, 또는 대체에 의해 대부분의 증상들이 자연적으로 호전된다.[5] 전정핵의 경색이 일어난 환자들은 매우 좋지 않은 예후를 보이며, 물리치료에도 잘 반응하지 않을 것으로 예측된다. 하지만 명백히 가능성이 제한되어 있음에도 불구하고 종종 환자들은 물리치료에 잘 반응한다. 이런 이유는 아마 뇌줄기 뇌졸중은 반쪽에만 병변이 있는 경우가 많아 반대측의 기능은 유지되기 때문에, 예상 외로 호전을 보이지 않을까 짐작된다. 또 다른 설명은 중추성 전정경로에 여유(redundancy)가 많이 있어서 손상된 기능을 회복하게 할 것이라는 설명이다.[1]

3. 소뇌 변성 (Cerebellar degeneration)

소뇌 변성은 꾸준히 진행되는 질환으로, 불균형과 낙상을 유발한다.[14] 소뇌는 운동학습에 중요하기 때문에 소뇌 변성 환자들은 전정재활치료의 효과가 적다고 믿어져 왔다.[9] 하지만 치료 프로그램이 소뇌 기능장애 환자들의 기능을 향상시킨다는 몇 가지 근거가 있으며, 소뇌가 완전히 파괴되지 않은 한 주변 구조물들이 손상에 대해 적응하거나 보상작용을 할 것으로 생각된다.[9]

Miyai 등에 의한 무작위 임상시험 결과, 혼자서 혹은 한 명의 도움으로 10미터의 거리를 걸을 수 있는 소뇌 변성 환자들에게 집중적 치료 프로그램을 시행했을 때 운동실조, 걸음걸이, 그리고 일상생활 수행능력의 기능들이 현저하게 호전되었다. 이 프로그램은 평일에는 두 시간씩, 그리고 주말에는 한 시간씩 총 4주간 입원환자를 대상으로 신체동작의 조절력, 균형, 그리고 일상생활 수행능력에 집중한 물리치료와 작업요법이 포함되어 있었다. 몸통의 운동실조는 사지의 운동실조에 비해 현저히 개선되었다. 개선 정도에 따라 치료 후 24주 동안 유지되기도 하였다.[15]

소뇌의 기능장애가 있는 환자들은 전정-안구 시스템과 자세제어 시스템 모두에 문제가 있다.[1] 양측 전정장애를 보이는 척수소뇌실조증(spinocerebellar ataxia, SCA) 유형 3을 제외한 다른 척수소뇌실조증 환자들은 전정기능은 정상이지만 소뇌 충부(vermis)의 손상으로 인한 과도한 전정-안 반사(vestibule-ocular reflex)는 상쇄시키지 못한다.[14] 소뇌 기능장애가 있는 환자들은 예상치 못한 변화에 대해 측정과대증(hypermetria)을 보이게 되며, 이는 평형상태로 되돌아오기까지 더 많이 흔들리고 시간도 더 많이 소요하게 된다.[9] 자세의 측정과대에도 불구하고 소뇌 환자들은 자세를 비교적 안정적으로 유지한다.[16] 소뇌 환자들은 자세 안정을 확보하기 위해 시각을 사용할 수 있기 때문에 시선의 안정성을 개선하는 것이 자세 안정을 향상시키기 위해 필요하다.[9] 그 과정에서 시각적 신호가 굉장히 중요해지지만, 그와 동시에 시각적 의존성이 증가하기 쉽다. 다행히도 이런 환자들은 시간이 지나면서 시각적 신호를 억제하고 전정신호와 고유감각신호에 의지할 수 있게 된다.[7] 균형과 걸음걸이 활동을 반복함으로써 체성감각 반응을 활성화시켜 자세반응의 정도를 조절할 수 있다.[17]

이런 환자들을 위한 치료에는 보폭을 일정하게 하는 것, 걸음의 너비를 줄이는 것, 평평하지 않은 지면에서의 균형 운동과 하지로 가는 체성감각신호를 향상시키는 것이 포함되어야 한다.[1] 기능적 상태를 유지하기 위해서는 간헐적인 재택치료와 함께 규칙적인 자가운동이 필요하다.[15] 소뇌의 기능장애를 가진 환자들은 전정억제 약물을 사용할 경우에 소뇌의 기능이 더욱 악화되기 때문에 사용하지 않아야 하고,[1] SCA6환자들에서는 운동치료가 증상을 악화시킬 수 있으므로 주의해야 한다.[18] 이 질병은 진행성이기 때문에 물리치료를 하지 않을 경우 자세불안정이 지속적으로 악화될 수 있다.[8] 질병이 많이 진행한 경우에는 지팡이나 보행기와 같은 보장구를 사용하는 것이 좋다.[1]

4. 파킨슨병

자세불안정은 파킨슨병에서 흔히 나타나며, 특히 파킨슨병의 중간단계에서 임상적으로 중요한 관심사가 되고 있다. 자세불안정은 도파민 약물 치료에 효과가 적기 때문에, 도파민의 기능이상과 관련이 없을 것으로 생각된다.[6,19,20] 자세불안정은 다양한 지면상태에 대해 자세전략(postural strategy)을 다양하게 사용하지 못하기 때문에 나타날 것이라고 추측된다.[21] 파킨슨 환자들에게 전정재활운동이 끼치는 영향을 평가하는 연구들을 살펴보면

다음과 같다.[6,19,20,22]

Smania 등이 고안한 진정재활운동은 자세불안정을 개선히였고, 균형을 요구하는 일상적인 활동에 대해 스스로에 대한 자신감을 증가시켰으며, 파킨슨 환자들에서 낙상의 빈도를 줄였다. 이 운동의 효과는 치료가 완료된 이후 최소 한 달 이상 유지되었다.[6] Zeigelboim 등은 Cawthorne and Cooksey 프로토콜을 포함한 전정재활운동을 주 2회씩 3달 동안 시행한 후 이를 집에서 반복하는 치료가 신체적, 기능적, 그리고 감정적인 주관적 불편을 개선하는 데 유용하다는 것이 dizziness handicap inventory (DHI)에 의해 증명되었다고 보고했다.[20] Hirsch와 그의 동료들은 변화된 시각적, 체성감각적 상황 아래서 일주일에 3회씩 10주 동안 균형운동을 하는 치료가 파킨슨 환자들에서 자세균형을 향상시켰고, 이런 균형운동과 함께 고강도의 저항운동(무릎 신근과 굴근, 발목 발바닥쪽 굽힘)을 병행할 경우에 효과가 증대된다고 보고하였다.[22]

5. 결론

중추성 어지럼증에서는 전정재활운동을 하더라도 자세불안정이 매우 느리게 개선되거나 혹은 개선되지 않을 수 있다. 뿐만 아니라 퇴행성 질환인 경우에는 적극적으로 치료를 하더라도 질병이 계속 진행할 수 있다. 그럼에도 불구하고 환자를 균형운동에 참여하게 함으로써 자세안정을 개선하거나 악화를 예방하는 데 도움을 줄 수 있다. 집의 환경을 개선하고 집에서 지속적으로 운동을 하는 것도 중요하다. 하지만 더 진행된 단계에서는 일상생활 수행능력에 목표를 둘 수 없고, 단지 움직이는 능력을 유지하고 낙상을 예방하는 것으로 목표를 좁혀야 한다. 하지만 이런 목표를 유지하기도 어렵고 위험하여 삶의 질을 현저히 향상시키지 못하게 된다면, 걷는 것이 움직이기 위한 것이 아니라 하나의 운동이라고 여기도록 환자의 마음가짐을 바꿔야 한다. 즉, 움직이기 위해서는 휠체어를 사용해야 할 시기이고, 이는 스스로 걷기 위한 분투의 종료를 의미한다.[23] 그럼에도 불구하고 전정재활치료는 중추성 어지럼증에 효과적이고, 해당 환자들에게 유용한 치료법이자 합리적이고 보존적인 접근법이다.[24]

REFERENCES

1. Furman JM, Whitney SL. Central causes of dizziness. Phys Ther 2000;80:179-87.

2. Shumway-Cook A, Horak FB. Rehabilitation strategies for patients with vestibular deficits. Neurol Clin 1990;8:441-57.

3. Karatas M. Central vertigo and dizziness: epidemiology, differential diagnosis, and common causes. Neurologist 2008;14: 355-64.

4. Brandt T, Dieterich M, Strupp M. Central vestibular structures. In: Brandt T, Dieterich M, Strupp M, editors. Vertigo and dizziness. 2nd ed. London: Springer; 2012. p.112-4.

5. Dieterich M. Brandt T. Assessment and management of disorders affecting central vestibular pathways. In: Herdman SJ, editor. Vestibular rehabilitation. 3rd ed. Philadelphia: F.A. Davis; 2007. p.409-3.

6. Smania N, Corato E, Tinazzi M, Stanzani C, Fiaschi A, Girardi P, et al. Effect of balance training on postural instability in patients with idiopathic Parkinson's disease. Neurorehabil Neural Repair 2010;24:826-34.

7. Bronstein AM, Hood JD, Gresty MA, Panagi C. Visual control of balance in cerebellar and parkinsonian syndromes. Brain 1990;113(Pt 3):767-79.

8. Brown KE, Whitney SL, Marchetti GF, Wrisley DM, Furman JM . Physical therapy for central vestibular dysfunction. Arch Phys Med Rehabil 2006;87:76-81.

9. Gill-Body KM, Popat RA, Parker SW, Krebs DE. Rehabilitation of balance in two patients with cerebellar dysfunction. Phys Ther 1997;77:534-52.

10. Bach y Rita P. Central nervous system lesions: sprouting and unmasking in rehabilitation. Arch Phys Med Rehabil 1981;62:413-7.

11. Brandt T, Dieterich M, Strupp M. Vestibular migraine/migraine of the basilar type. In: Brandt T, Dieterich M, Strupp M, editors. Vertigo and dizziness. 2nd ed. London: Springer; 2012. p.132-43.

12. Cass SP, Furman JM, Ankerstjerne K, Balaban C, Y etiser S, A ydogan B. Migraine-related vestibulopathy. Ann Otol Rhinol Laryngol 1997;106:182-9.

13. Shumway-Cook A. Assessment and management of the patient with

traumatic brain injury and vestibular dysfunction. In: Herdman SJ, editor. Vestibular rehabilitation. 3rd ed. Philadelphia: F.A. Davis; 2007. p.444-57.

14. Tusa RJ. Non-vestibular dizziness and imbalance: from disuse disequilibrium to central degenerative disorders. In: Herdman SJ, editor. Vestibular rehabilitation. 3rd ed. Philadelphia: F.A. Davis; 2007. p.433-43.

15. Miyai I, Ito M, Hattori N, Mihara M, Hatakenaka M, Yagura H, et al. Cerebellar ataxia rehabilitation trial in degenerative cerebellar diseases. Neurorehabil Neural Repair 2012;26:515-22.

16. Mummel P, Timmann D, Krause UW, Boering D, Thilmann A F, D iener HC, et al. Postural responses to changing task conditions in patients with cerebellar lesions. J Neurol Neurosurg Psychiatry 1998;65:734-42.

17. Horak FB, Diener HC. Cerebellar control of postural scaling and central set in stance. J Neurophysiol 1994;72:479-93.

18. Yu-Wai-Man P, Gorman G, Bateman DE, Leigh RJ, Chinnery PF. Vertigo and vestibular abnormalities in spinocerebellar ataxia type 6. J Neurol 2009;256:78-82.

19. Dibble LE, Addison O, Papa E. The effects of exercise on balance in persons with Parkinson's disease: a systematic review across the disability spectrum. J Neurol Phys Ther 2009;33:14-26.

20. Zeigelboim BS, Klagenberg KF, Teive HA, Munhoz RP, Martins-Bassetto J. Vestibular rehabilitation: clinical benefits to patients with Parkinson's disease. Arq Neuropsiquiatr 2009; 67:219-23.

21. Horak FB, Nutt JG, Nashner LM. Postural inflexibility in parkinsonian subjects. J Neurol Sci 1992;111:46-58.

22. Hirsch MA , Toole T, Maitland CG, Rider RA. The effects of balance training and high-intensity resistance training on persons with idiopathic Parkinson's disease. Arch Phys Med Rehabil 2003;84:1109-17.

23. Giladi N BY , Ruzicka E, Jankovic J. Disorders of gait. In: Jankovic J, Tolosa E, editors. Parkinson's disease and movement disorders. 5th ed. Philadelphia: Lippincott Williams & Wilkins; 2007. p.436-58.

24. Telian SA, Shepard NT, Smith-Wheelock M, Kemink JL. Habituation therapy for chronic vestibular dysfunction: preliminary results. Otolaryngol Head Neck Surg 1990;103.89-95.

□ 제3부

간략형 전정재활치료

전정재활치료의 실제

이 장에서 소개하는 것은 "간략형 전정재활치료"로써, 일차의료기관에서 적용할 수 있게 만들어진 방법이다.

1. 전정재활치료에 사용되는 운동 종류

(1) 일반운동

Warming up

Cooling

Stretching

Strengthening

(2) 전정재활운동

Gaze stability

Postural stability

Habituation

위 세가지가 대표적인 전정재활운동이고, 그 외에도 여러 가지가 있다.

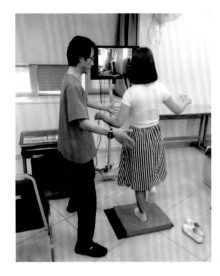

모니터에 나오는 전정재활운동 동작들을 환자가
따라하게 하고 치료자가 옆에 서서 환자가 넘어지
는 경우에 즉시 대처할 수 있도록 준비하고 있다.

2. 전정재활치료 순서

(1) 평가

전정재활치료의 적응증이 되는 환자를 선별하고, Dizziness Handicap Invenroty(DHI)와 Short Form Fullerton Advanced Balance scale(SF-FAB)을 시행하여 환자의 주관적 어지럼과 평형능력을 평가한다.(표1, 표2 참조)

(2) 시작 시 준비운동

시작할 때에는 Warming up과 stretching 동작을 하여 몸을 부드럽게 만들면서 시작해야 한다.

(3) 적절한 동작 선택

시야안정(Gaze stability) 운동들 중에서 환자에게 필요한 것을 1~2개 선택하고 자세안정(Postural stability) 운동 중에서 1~2개를 선택한다. 습관화(Habituation) 운동이 필요하다고 판단되면 이 운동도 추가한다. BPPV의 경우에는 습관화 운동만 필요한 경우도 있다. 하지 근력이 약하다고 판단되면 하지 스트레칭 운동과 하지 근력 운동을 하게 한다.

(4) 종료 시 정리운동

마칠 때에는 cooling 동작으로 끝나도록 한다.

(5) 숙제 내기

환자에게 유용하다고 생각되는 동작 1~2개를 집에서 연습하게 한다.

3. 주의사항

(1) 안전

운동을 하는 동안에는 치료자가 옆에 있거나 안전장치를 사용하도록 한다. 낙상 위험이 높은 환자에게는 보행시에 지팡이나 보행기를 사용하게 한다.

(2) 운동의 강도

어지럼이 심해지거나 메스꺼우면 동작을 멈추거나 느리게 하게 한다. 환자가 동작을 따라 하게 하되, 완벽하게 따라 할 필요는 없다. 절대 무리하게 하면 안 된다.

(3) 운동시간

동작을 쉬지 않고 연속적으로 하는 시간은 30분이 넘지 않도록 한다.

4. 치료 지속 요령

일주일에 1~2번 내원하도록 한다. 주기적으로 DHI와 SF-FAB를 시행하여 과거의 값과 비교한다.

5. 전정재활치료의 평가

전정재활치료의 평가에는 DHI와 SF-FAB가 사용된다. DHI는 절대 기준치가 없고, 비교를 하기 위해 주로 사용된다.

(1) DHI (Dizziness Handicap Inventory)

[표 1] DHI

	없다(0) 가끔(2)	항상(4)
위를 쳐다보면 증상이 심해집니까?	0	P1
증상 때문에 좌절감을 느낍니까?	2	E2
증상 때문에 출장 또는 여행에 제한을 받습니까?	4	F3
슈퍼마켓이나 시장 통로를 걸어가면 증상이 심해집니까?	4	P4
증상 때문에 잠자리에 들거나 일어나는 것이 어렵습니까?	2	F5
증상 때문에 외식, 모임참석 등의 사회생활에 대한 참여에 제한을 받습니까?	4	F6
증상 때문에 글 읽는 것이 어렵습니까?	0	F7
운동, 춤, 청소나 설거지와 같은 몸을 움직여야만 하는 일을 할 때 증상이 심해집니까?	0	F8
증상 때문에 당신 혼자 외출하는 것이 두렵습니까?	4	E9
증상 때문에 다른 사람들 앞에서 당황한 적이 있습니까?	2	E10
머리를 빨리 움직이면 증상이 심해집니까?	4	P11
증상 때문에 높은 곳을 피합니까?	2	F12
잠자리에서 돌아누울 때 증상이 심해집니까?	4	P13
증상 때문에 힘든 집안일을 하기가 어렵습니까?	4	P14
증상 때문에 다른 사람들에게 술에 취했다고 오해를 받을까봐 걱정됩니까?	0	E15

증상 때문에 혼자 산책하는 것이 어렵습니까?	4	F16
길을 따라 걸을 때 증상이 심해집니까?	0	P17
증상 때문에 집중하기가 어렵습니까?	2	E18
증상 때문에 어두운 밤에 집 주변을 걸어 다니는 것이 어렵습니까?	0	F19
증상 때문에 집에 혼자 있는 것이 걱정됩니까?	2	E20
증상 때문에 스스로 장애가 있다고 느낍니까?	2	E21
증상 때문에 가족이나 친구들과의 대인관계에 스트레스를 느낍니까?	4	E22
증상 때문에 우울합니까?	4	E23
증상 때문에 직장 일이나 집안일에 지장을 받습니까?	2	F24
몸을 굽히면 증상이 심해집니까?	2	P25
총점=100	58	

참고문헌

* Dizziness Handicap Invenroty(DHI)

- Whitney SL, Wrisley DM, Brown KE, Furman JM. Is perception of handicap related to functional performance in persons with vestibular dysfunction? Otol Neurotol. 2004;25:139-43

- Jacobson G.P., Newman C.W. The development of the Dizziness Handicap Inventory. Arch Otolaryngol Head Neck Surg. 1990;116(4):424-27. [PubMed]

- Clendaniel R. Outcome measures for assessment of treatment of the dizzy and balance disorder patient. Otolaryngol Clin North Am. 2000;33(3):519-33. [PubMed]

- Han GC, Lee EJ, Lee JH, Park SN, Lee HY, Jeon EJ, et al. The study of standardization for a Korean adaptation of self-report measures of dizziness. Journal of the Korean Balance Society. 2004;3(2):307-325

(2) SF-FAB (Short Form Fullerton Advanced Balance scale)

[표 2] SF-FAB scale

		Score (4점 만점)
1	step up onto and over a bench	4
1	walk with feet in a tandem position 10 steps	0
3	stand on one leg	1
4	stand on foam with eyes closed, fold the arms across the chest	2
Total (16점), (9점 이하는 high fall risk)		7
준비: 나무 발디딤대, 쿠션	FAB	7 (16)

참고문헌

* Short Form Fullerton Advanced Balance scale (SF-FAB).
- Hernandez D, Rose DJ. Predicting which older adults will or will not fall using the Fullerton Advanced Balance scale. Arch Phys Med Rehabil. 2008 Dec;89(12):2309-15. doi: 10.1016/ j.apmr. 2008.05.020. Epub 2008 Nov 1.   PMID:18976981

6. 전정재활치료 증례

(1) 환자

55세 남자로 일측성 전정신경염으로 진단 받은 후 1년 동안 약물치료를 받다가 호전이 없어서 본원에 내원하였다. 2017년 2월 7일부터 1주에 1~2회 내원하면서 전정재활치료를 30분 정도 받았다. DHI의 수치가 감소하고 SF-FAB의 수치가 증가한 것을 보아, 증상과 기능이 호전되었다고 할 수 있다.

(2) Worksheet

		2/7	2/9	2/14	2/16	2/21	2/23	2/28	3/2	3/7	3/10	3/14	3/17
1 스트레칭	두통-a-앉아서 (4:23)												
	두통-b-서서 (3:26)												
	두통-c-upper cross synd (3:00)												
	어깨-01-스트레칭 (5:30)												
	어깨-02-강화운동-의자 (1:00)												
	어깨-02-강화운동-의자 없이 (2:00)												
	허리-01-앉아서 (5:08)												
	허리-02-서서 (5:48)												v
	허리-03-lower cross synd (3:53)												
2 머리 눈	00-1-bppv 머리 눈 운동-all (3:43)												v
	01-02 눈 운동-all (3:40)									v			
3 자세 전략	02-01-1 기립운동-양팔 옆으로 뻗고 (2:50)	v	v	v	v		v			v 팔 내리고			
	03-자세-00-0-자세전략-발목+고관절+발디딤 (4:28)									v			
	03-자세-01-1-발목-single-의자 앞뒤에 두고 (1:00)	v	v										
	03-자세-01-2-발목-기본 (3:32)				v			v					

		2/7	2/9	2/14	2/16	2/21	2/23	2/28	3/2	3/7	3/10	3/14	3/17
3 자세 전략	03-자세-01-3-발목-회전 운동 (3.28)		v								v		
	03-자세-02-1-고관절-기본 (5:40)			v								v	
	03-자세-02-2-고관절-다리 들기-a-의자 잡고 (3:46)	v											
	03-자세-02-3-고관절-다리 들기-b (1:58)												
	03-자세-03-1-발디딤-a (4:11)												
	03-자세-03-2-발디딤-b (4:02)												
4 습관화	04-습관화-0-0-비틀기 운동 (3:50)				v								
	04-습관화-1-1-머리 대각선 휘두르기 (1:37)			v		v							
	04-습관화-4-1-경부 운동-서서-머리 고정하고 몸통 돌리기 (1:00)								v				
	04-습관화-4-2-경부 운동-앉아서-머리 고정하고 몸통 돌리기 (0:51)												
5 보행	05-보행-01-1-머리 눈 운동-걸으면서 시선 고정 (1:42)						v	v					
	05-보행-01-2 머리 눈 운동-걸으면서 시선 이동 (0:53)											v	
	05-보행-02-8자 따라 걷기												
	05-보행-03-나선 걷기												

		2/7	2/9	2/14	2/16	2/21	2/23	2/28	3/2	3/7	3/10	3/14	3/17
5 보행	05-보행-04-01- 발뒤꿈치 들기 10번												
	05-보행-04-02- 발뒤꿈치 들고 걷기					v							
6 근력 강화	하지 근력-01- 앉아서 (6:37)										v		
	하지 근력-02- 서서-a (5:41)					v							
	하지 근력-03- 서서-b (5:17)						v						
	파킨슨병-01-상지- 앉아서 (5:30)												
	파킨슨병-02-하지-a- 앉아서 (3:08)												
	파킨슨병-03-하지-b- 앉아서 (3:59)												

항목		기준	환자점수						
DHI		100	34				27		
FAB	< 9	16	8				12		

(3) 환자메모

앞의 증례 환자의 메모이다.

2017년 2월 7일부터 1주에 1~2회 내원하면서 전정재활치료를 30분 정도 받았다. DHI의 수치가 감소하고 SF-FAB의 수치가 증가한 것을 보아, 증상과 기능이 호전되었다고 할 수 있다.

Memo

2/7
양팔 뻗고, 의자 앞뒤 발목 운동, 운동 시 부축해 줘야함.
자기 몸 컨트롤 안 됨.
발목 운동 숙제 냄.

2/9
의자 앞뒤 발목 운동 이전보다 잘함.
양팔 뻗고 운동하기 숙제 냄.

2/14
VNG 운동+VRT
발 앞뒤로 설 때 조금 더 붙여서 하기.
팔을 머리위로 올려 운동 시 어렵더라.
자신감 가지기 → 자신감이 생겼다.

2/16

숙제: 눈 saccade 운동, tandem standing.

usb에 운동 넣어드림.

2/21

저번보다 운동할 때 자신감 있어 보임.

발 앞꿈치 들고 걷는 걸 해보니 약간 불안.

운동 usb에 담아드림.

요가 운동 병행도 좋은 듯.

2/23

VNG 운동 + VRT

아산병원에서 8자 걸음 7분 동안 걷는 걸 시켰다고 함 → 병행하기.

2/28

VNG 운동 + VRT

구미 맨엔텔 기구 사용하게 해드리기.

3/2

시선 고정하면서 걷기는 전보다 잘하심.

오늘 구미 멘앤텔 회사 방문 예정.

엘리베이터 고장 나서 걸어서 올라올 때 과거보다 덜 어지럽더라.

3/7

얇은 쿠션 깔고 자세안정 운동, 운동 usb에 담아드림.

요가 태양 예배하기, usb 담아드림.

자세전략 운동이 전보다 유연해짐.

요가동작은 잘 못 따라함.

3/10

향후 근력 운동, 요가 추가하세요.

야자나무 자세는 잘함, 전사 자세는 다음에 다시 하기.

근력 운동 추가하니 좋다.

3/14

눈 운동 저번에 했던 거 복습함.

요가 전사 자세 + VRT

3/17

몸통 좌우 흔들기, 팔과 반대로 하기가 잘 안됨.

요가 척추 펴기, 발 일직선으로 하는 자세가 있어 난이도 있음.

스트레칭 운동 병행하는 것도 좋은 듯.

제4부

전정재활치료에
사용되는 운동

다음에 소개된 동작들을 녹화하여 동영상을 만든 후 컴퓨터 모니터로 동영상을 보여주면서 환자가 따라하게 하면 된다. 좁은 장소에서도 운동이 가능하며, 운동기구가 필요 없이 맨손으로 운동을 할 수 있다. 치료자가 숙련되지 않아도 가능하다. 일부 운동에서는 의자나 회전의자를 사용하는 데 낙상의 위험을 줄이고 흥미를 유발하는 장점이 있다.

1. 전정재활운동

(1) 시야 안정 운동

❶ 머리-눈 운동

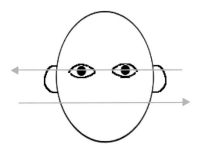

수평 동작
목표점에 시선을 고정하고, 머리를 좌우로 움직입니다.

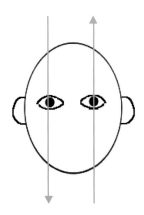

수직 동작
목표점에 시선을 고정하고, 머리를 위아래로 움직입니다.

원 그리기

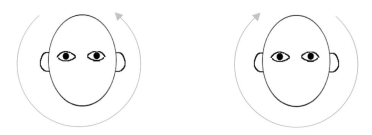

목표점에 시선을 고정하고, 머리로 원을 그립니다.
반대 방향으로도 원을 그립니다.

움직이는 물체 따라 보기

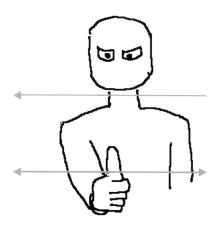

엄지손가락을 앞으로 뻗어 좌우로 움직입니다.
엄지손가락을 따라 보면서 머리도 같이 움직입니다.

❷ 눈 운동

원활 추적 눈 운동

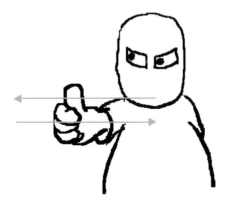

연속적으로 움직이는 물체를 따라 보는 훈련입니다.
엄지손가락을 앞으로 뻗어 좌우로 움직입니다.
머리를 움직이지 말고 엄지손가락을 계속 따라 봅니다.

충동 눈 운동

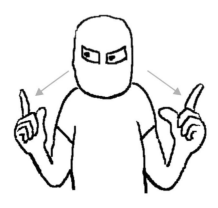

갑자기 나타나는 물체를 빨리 보는 훈련입니다.
양손을 듭니다.
머리는 움직이지 말고 눈동자만 움직여서 한쪽씩 교대로 빨리 봅니다.

마인드 컨트롤 눈 운동

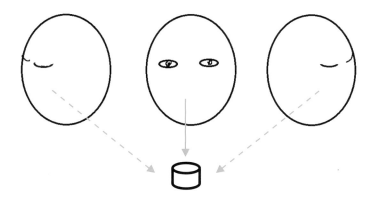

눈을 감고 물건의 위치를 상상하는 뇌훈련입니다.

목표점을 바라봅니다.

눈을 감고, 목표점을 계속 본다고 상상하면서 머리를 움직입니다.

눈을 떠서 시선이 목표물을 정확히 보는지 확인합니다.

다시 눈을 감고, 목표점을 바라본다고 상상하며 움직입니다.

눈을 뜨고 목표점이 자신이 상상한 곳에 있는지 확인합니다.

좌우로 번갈아 수행합니다.

(2) 발목 전략 운동

앞뒤 흔들기

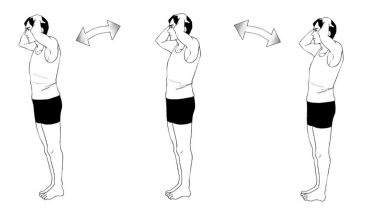

편하게 섭니다.
발목만 사용하여 몸을 앞뒤로 흔듭니다. 무릎과 허리는 굽히지 않습니다.

좌우 흔들기

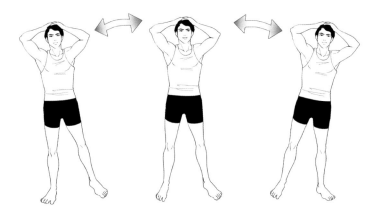

편하게 섭니다.
발목만 사용하여 몸을 좌우로 흔듭니다. 허리는 굽히지 않습니다.

발 앞꿈치 벌리기

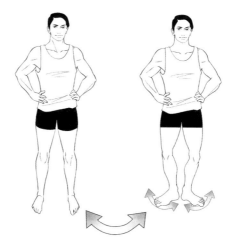

편하게 섭니다.
양쪽 발 앞꿈치를 밖으로 벌립니다. 벌리고 모으는 동작을 반복합니다.

발뒤꿈치 벌리기

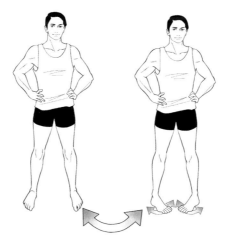

편하게 섭니다.
양쪽 발뒤꿈치를 밖으로 벌립니다. 벌리고 모으는 동작을 반복합니다.

스키 타기

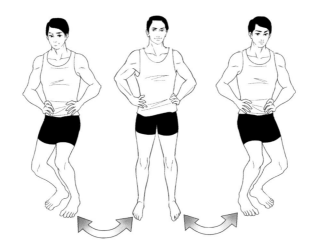

편하게 서서 무릎을 살짝 굽힙니다.
양쪽 발뒤꿈치를 함께 들면서 한쪽으로 뛰어 움직입니다.
반대쪽으로도 뛰어 움직입니다.

360도 회전

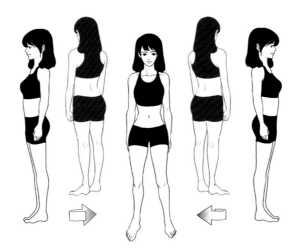

편하게 섭니다.
머리와 시선을 90도 돌리고 한 발을 돌리고 다른 발도 따라 움직입니다.
반대로도 수행합니다.

(3) 고관절 전략 운동

❶ 고관절 전략 운동 ㅣ

팔과 같이 몸통 앞뒤 흔들기

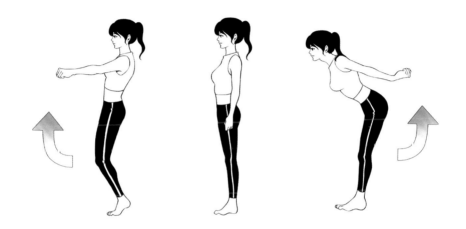

편하게 섭니다.
몸통을 앞뒤로 흔들면서 팔도 같이 움직입니다.

팔과 반대로 몸통 앞뒤 흔들기

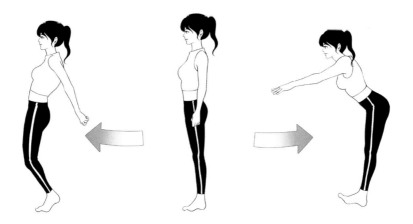

편하게 섭니다.
몸통을 앞뒤로 흔들면서 팔은 반대로 움직입니다.

팔과 같이 몸통 좌우 흔들기

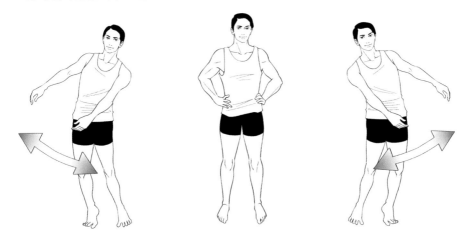

편하게 섭니다.
몸통을 좌우로 흔들면서 팔도 같이 움직입니다.

허리로 원 그리기

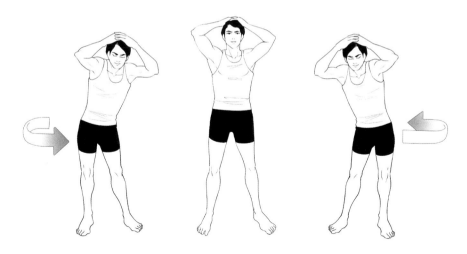

편하게 섭니다. 허리로 크게 원을 그립니다.
시계 방향과 반시계 방향으로 번갈아 수행합니다.

상체로 원 그리기

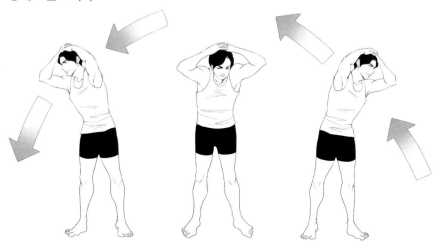

편하게 섭니다. 상체로 크게 원을 그리면서 다리는 움직이지 않습니다.
시계 방향과 반시계 방향으로 번갈아 수행합니다.

앞으로 팔 뻗기

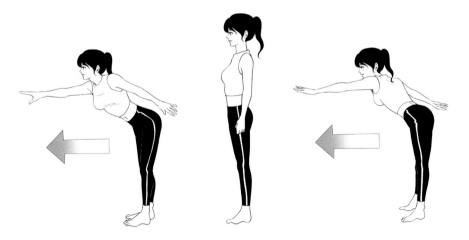

편하게 섭니다. 앞에 멀리 있는 물건을 잡는다 생각하고 손을 멀리 뻗습니다.
발은 움직이지 않습니다. 오른팔, 왼팔 번갈아 수행합니다.

옆으로 팔 뻗기

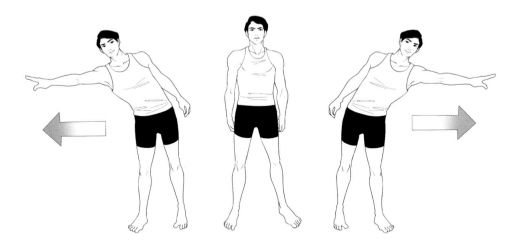

편하게 섭니다. 옆에 멀리 있는 물건을 잡는다 생각하고 손을 멀리 뻗습니다.
발은 움직이지 않습니다. 좌우 번갈아 합니다.

❷ 고관절 전략 운동 II: 다리 흔들기 (다리 스윙)

한 발 앞뒤 흔들기

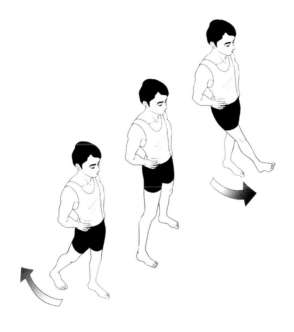

양 발을 붙여서 섭니다.
한 발을 들어 앞뒤로 움직입니다.
다른 쪽 발을 들어 앞뒤로 움직입니다.

몸 앞에서 한 발 좌우 흔들기

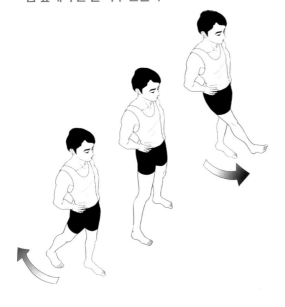

양 발을 붙여서 섭니다.
한 발을 들어 몸의 앞에서 좌우로
움직입니다.
다른 쪽 발을 들어 움직입니다.
※ 힘드시다면 발을 들지 말고 바
닥에 미끄러지듯이 움직이세요.

몸 뒤에서 한 발 좌우 흔들기

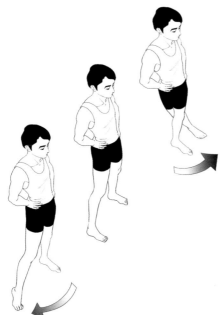

양 발을 붙여서 섭니다.
한 발을 들어 몸의 뒤에서 좌우로
움직입니다.
다른 쪽 발을 좌우로 움직입니다.
※ 힘드시다면 발을 들지 말고 바
닥에 미끄러지듯이 움직이세요.

한 발 수평 원 그리기

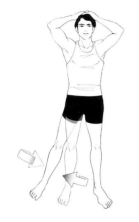 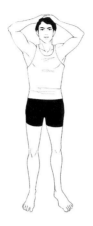 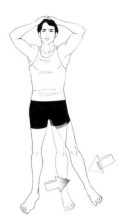

양 발을 붙여서 섭니다.

한 발을 들어 원을 그립니다.

시계 방향과 반시계 방향으로 번갈아 수행합니다.

다른 발로 원을 그립니다.

시계 방향과 반시계 방향으로 번갈아 수행합니다.

※ 힘드시다면 발을 들지 말고 바닥에 미끄러지듯이 움직이세요.

(4) 발디딤 전략 (Stepping Strategy)

앞뒤 스텝

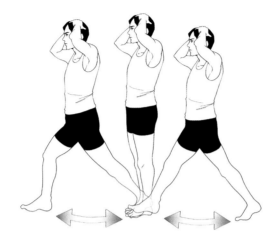

양 발을 붙여서 섭니다.
앞으로 한 발자국 나가고, 다른 발도 따라 나간 뒤, 제자리로 돌아옵니다.
발을 바꾸어 움직여봅니다.

좌우 스텝

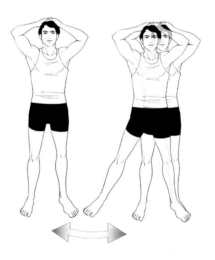

양 발을 붙여서 섭니다. 좌우로 한 걸음씩 움직입니다.
가급적 멀리 움직입니다. 발을 바꾸어 움직여봅니다.

앞으로 좌우 교차 스텝

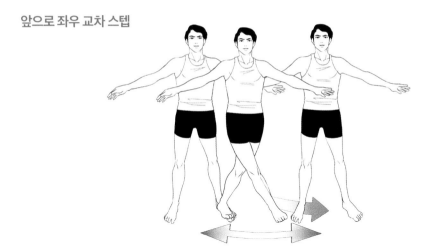

양 발을 붙여서 섭니다. 한 발을 다른 발의 앞으로 교차해서 디디고,
다른 발이 따라오고, 한 발이 제자리로 가고, 다른 발도 제자리로 갑니다.
같은 순서대로 다른 발을 움직입니다.

뒤로 좌우 교차 스텝

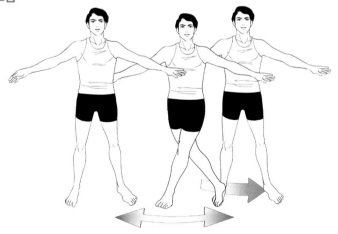

양 발을 붙여서 섭니다. 한 발을 다른 발의 뒤로 교차해서 디디고,
다른 발이 따라오고, 한 발이 제자리로 가고, 다른 발도 제자리로 갑니다.
같은 순서대로 다른 발을 움직입니다.

장애물 넘기 스텝

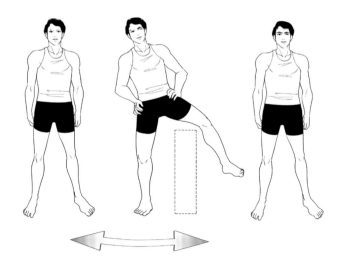

장애물을 넘듯이 한 다리를 높이 들어 옆으로 움직입니다.
나머지 한 다리도 그대로 따라 움직입니다.

(5) 습관화 운동

❶ 습관화운동 [서서]

목 회전

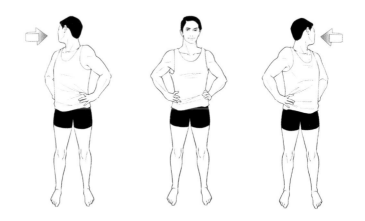

발을 어깨너비로 벌리고 뒤로 돌아보듯이 목을 돌립니다.

몸통 회전

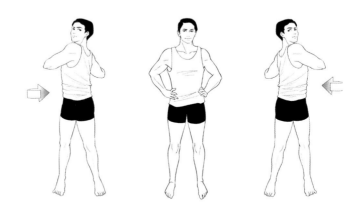

발을 어깨너비로 벌리고 시선은 앞을 보며 몸통만 돌립니다.

목/몸통 회전

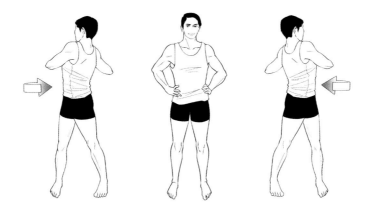

발을 어깨너비로 벌리고 뒤로 돌아보듯이 목과 몸통을 함께 돌립니다.

허리 숙여 몸통 돌리기

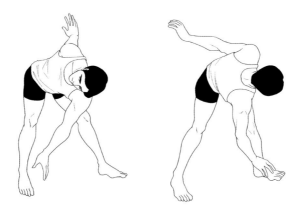

발을 넓게 벌리고 허리를 숙입니다.
한쪽 손이 반대쪽 발로 향하면서 반대쪽 손은 등 뒤로 움직입니다.
몸통을 돌리면서 손의 위치를 바꿉니다.

머리 대각선 휘두르기

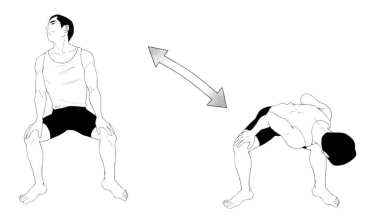

허리를 곧게 폅니다.
시선을 비스듬히 위로 향합니다.
머리를 대각선 방향으로 아래로 움직입니다.
더 어지럽거나 메스꺼우면 멈춥니다.

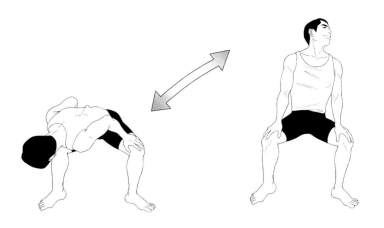

반대방향으로도 수행합니다.

❷ 습관화 운동 [앉아서]

머리 수평 돌리기

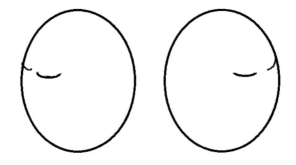

머리를 좌우로 돌립니다.
더 어지럽거나 메스꺼우면 멈춥니다.

머리 수직 돌리기

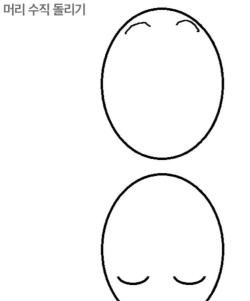

머리를 수직으로 움직입니다.
더 어지럽거나 메스꺼우면 멈춥니다.

머리 대각선 휘두르기

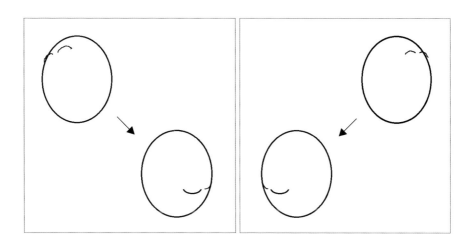

허리를 곧게 폅니다.

시선을 비스듬히 위로 향합니다.

머리를 대각선 방향으로 아래로 움직입니다.

더 어지럽거나 메스꺼우면 멈춥니다.

반대방향으로도 수행합니다.

(6) 감각의존 극복 운동

시각의존 극복 운동

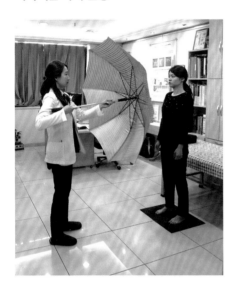

시각자극을 없애거나 왜곡한 상태에서 체성감각자극을 최대화하여(예: 맨발) 균형운동을 한다. 두신경과에서는 무늬가 있는 우산을 환자의 눈앞에서 펼쳐서 돌리는 방법을 사용하고 있다.

체성감각의존 극복 운동

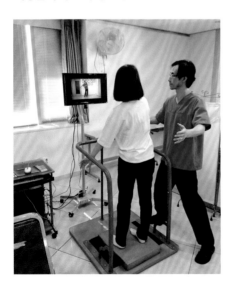

카펫이나 푹신푹신한 발포고무(compliant foam), 움직이는 바닥 등과 같은 체성감각자극을 방해하는 표면 위에서 균형운동을 한다.

(7) 경부성 어지럼치료 운동

서서 몸 돌리기

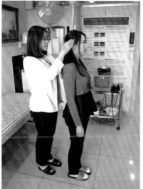

편하게 섭니다.
치료자는 환자의 뒤에서
머리를 살짝 잡아주세요.

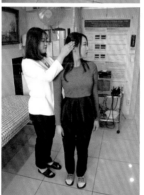

머리는 움직이지 않고 고정하며,
발을 움직여 몸만 돌립니다.

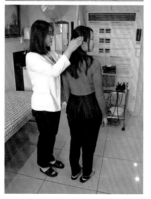

한쪽으로 돌고 제자리 오고,
반대쪽으로 돌고 제자리로 돌아옵니다.

앉아서 몸 돌리기

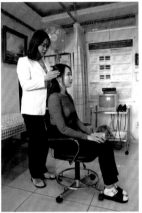

회전의자가 필요합니다.
회선의사에 편하게 있습니다.
치료자는 환자의 뒤에서
머리를 살짝 잡아주세요.

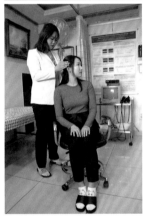

머리는 움직이지 않고 고정하며,
발을 움직여 의자와 몸을 돌립니다.

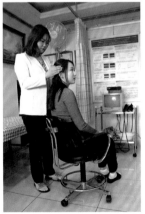

한쪽으로 돌고 제자리 오고,
반대쪽으로 돌고 제자리로 돌아옵니다.

(8) 숙제 운동

의료기관에서 전정재활운동을 한 후 귀가할 때 숙제를 내기 위한 그림이다.
아래의 운동을 하루 3번씩 가급적 식사 전에 하고 운동 점검표에 체크를 한
다.(그림: 한병인)

❶ 기립 운동

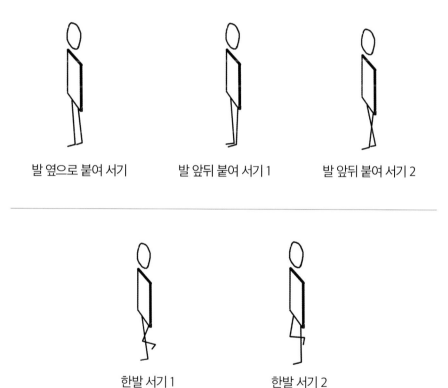

발 옆으로 붙여 서기   발 앞뒤 붙여 서기 1   발 앞뒤 붙여 서기 2

한발 서기 1   한발 서기 2

[운동 점검표]

날짜	아침	점심	저녁

❷ 자세전략 운동

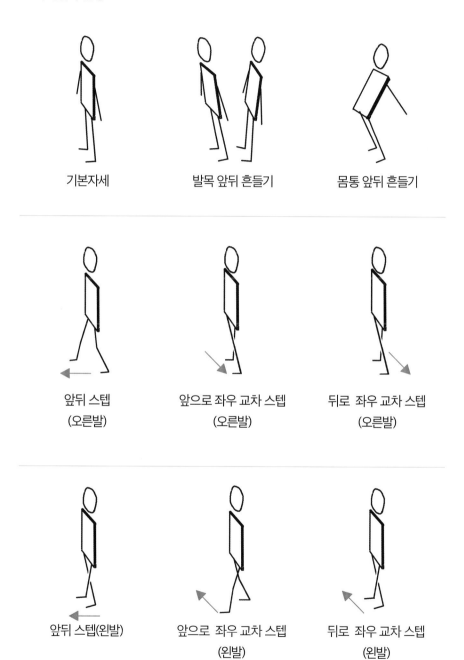

기본자세　　　발목 앞뒤 흔들기　　　몸통 앞뒤 흔들기

앞뒤 스텝
(오른발)　　　앞으로 좌우 교차 스텝
(오른발)　　　뒤로 좌우 교차 스텝
(오른발)

앞뒤 스텝(왼발)　　　앞으로 좌우 교차 스텝
(왼발)　　　뒤로 좌우 교차 스텝
(왼발)

[운동 점검표]

날짜	아침	점심	저녁

❸ 머리-눈 운동

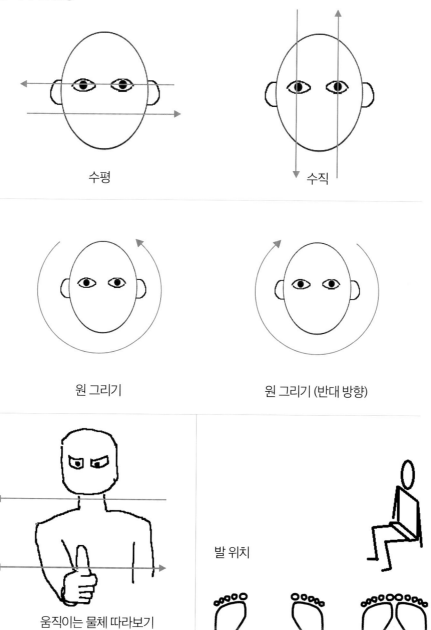

수평

수직

원 그리기

원 그리기 (반대 방향)

움직이는 물체 따라보기

발 위치

[운동 점검표]

날짜	아침	점심	저녁

❹ 눈 운동

원활추적 눈 운동

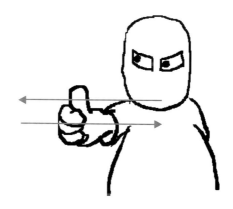

충동 눈 운동

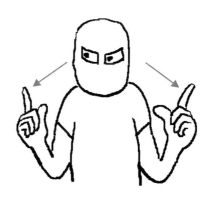

마인드 컨트롤 눈 운동

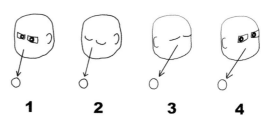

[운동 점검표]

날짜	아침	점심	저녁

2. 일반운동

(1) 어깨 스트레칭

어깨 스트레칭 운동입니다. (준비물: 등받이 의자)

반대쪽이나 반대 방향으로도 수행합니다.

어깨 수직 돌리기
팔꿈치를 구부려 어깨를 돌립니다.

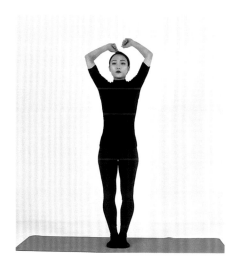

팔 당기기
한 팔을 들어 다른 팔로 당깁니다.

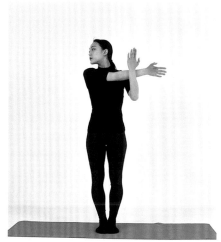

가슴 펴기
손을 뒤로 깍지 끼고 가슴을 열어
숨을 크게 들이쉽니다.

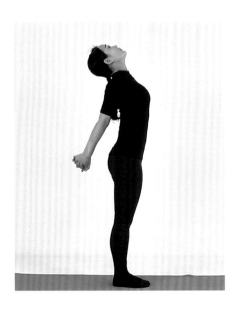

뒤에서 양손 잡기
가슴을 활짝 열고, 양손을 등 뒤에서
교차하여 잡습니다.
손이 잡히지 않으면 옷을 잡고 당깁니다.

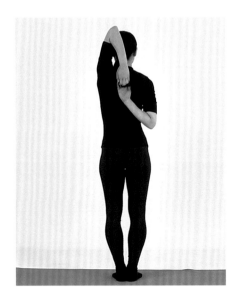

옆구리 스트레칭
한쪽 옆구리를 옆으로 늘여줍니다.

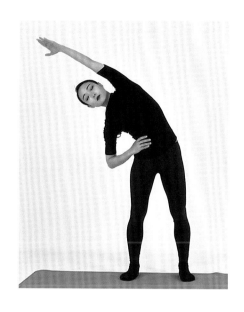

어깨 수평 돌리기
한 팔을 옆으로 펴고 수평으로 돌립니다.

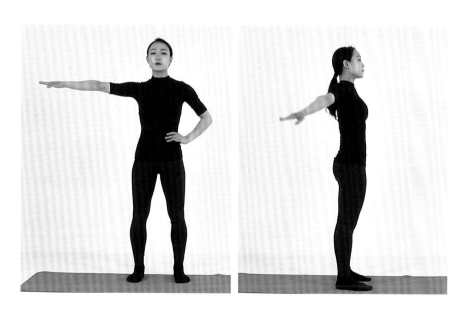

한쪽 어깨 트위스트

양 발을 어깨너비만큼 벌리고 무릎을 굽힙
니다.

한쪽 손은 무릎을 잡고 다른 팔은 몸 뒤로
젖힙니다.

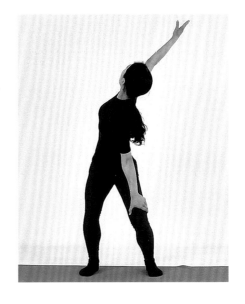

양쪽 어깨 트위스트

양 발을 어깨너비 두 배로 벌리고 양 무릎
을 구부린 뒤 무릎을 잡습니다.

한쪽으로 어깨와 몸을 돌립니다.

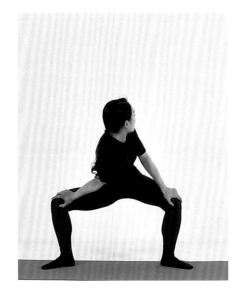

(2) 하지 스트레칭

하지 스트레칭 운동입니다. (준비물: 등받이 의자)

반대쪽이나 반대 방향으로도 수행합니다.

힙 스트레칭 (엉덩이 스트레칭)
몸을 옆으로 돌려 힙을 뒤로 밀면서
다리를 폅니다.

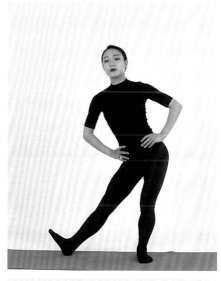

발 뒤로 당기기
한쪽 발을 뒤로 올려 손으로 잡고
당깁니다.

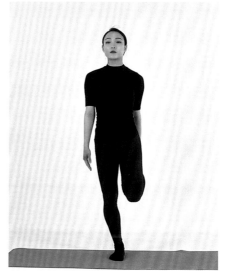

발 앞으로 당기기
한쪽 발을 앞으로 올려 발목과
무릎을 잡고 당깁니다.

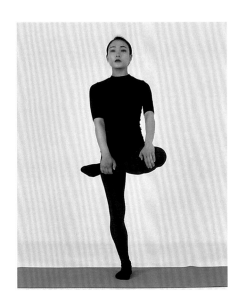

무릎 앞으로 당기기
한쪽 무릎을 올려 가슴에 붙이고 당깁니다.

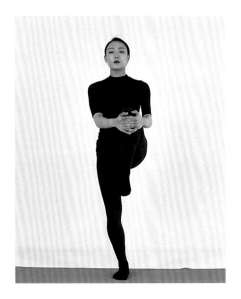

골반 스트레칭
한쪽 다리를 옆으로 뻗고 몸을 낮춥니다.

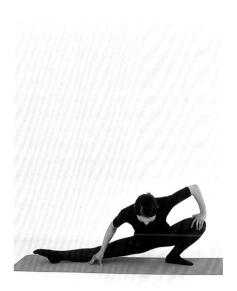

아킬레스건 스트레칭
양 팔을 위로 뻗고 한쪽 발을 뒤로
내디딘 후 발뒤꿈치로 바닥을 밉니다.

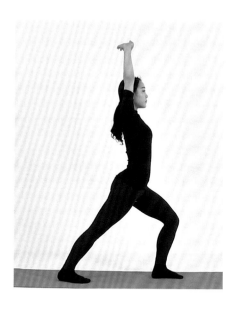

(3) 하지 스트레칭 - 의자 이용

하지 스트레칭 운동입니다. (준비물: 등받이 의자)

반대쪽이나 반대 방향으로도 수행합니다.

힙 스트레칭
몸을 옆으로 돌려 힙을 뒤로 밀면서
다리를 폅니다.

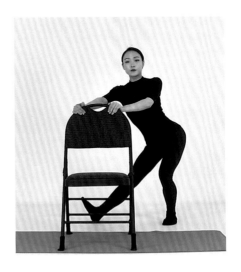

몸 흔들며 발 돌리기
양쪽 발뒤꿈치에 체중을 싣고 양쪽 앞꿈치를
든 뒤 몸과 함께 좌우로 돌립니다.

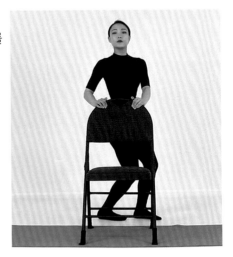

발 교차하여 멀리 딛기
한쪽 발을 다른 발의 앞으로 멀리 디딥니다.

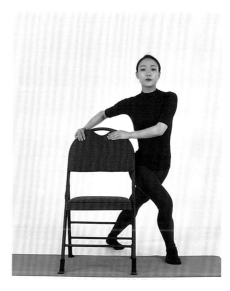

팔 내리며 다리 올리기
한쪽 팔을 들었다가 내리면서 다리를 힘껏 들어 올립니다.

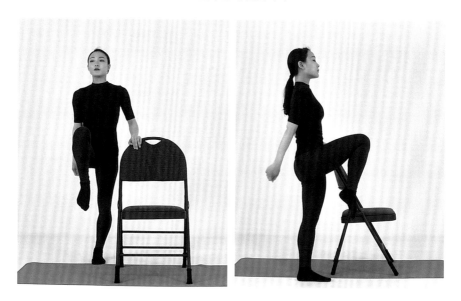

발 뒤로 당기기
한쪽 발을 뒤로 올려 손으로 잡고 당깁니다

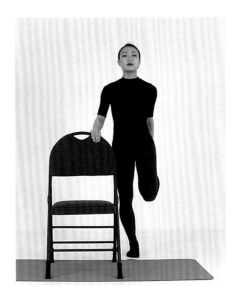

발 앞으로 당기기
한쪽 발을 앞으로 올려 손으로 잡고
당깁니다.

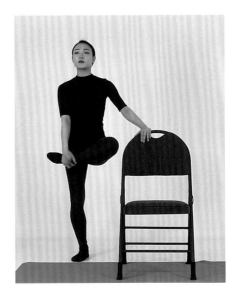

(4) 하지 근력 운동

하지 근력 운동입니다. (준비물: 등받이 의자)

반대쪽이나 반대 방향으로도 수행합니다.

다리 앞으로 올리기
다리를 앞으로 올립니다.

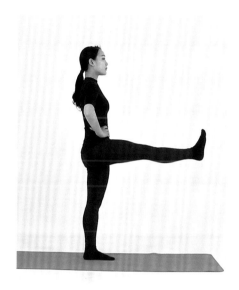

다리 옆으로 올리기
다리를 옆으로 올립니다.

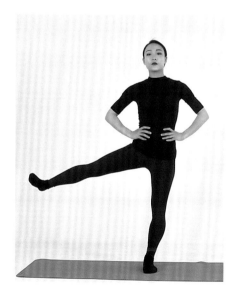

페달 돌리기
한쪽 다리를 들어 페달 운동을 합니다.

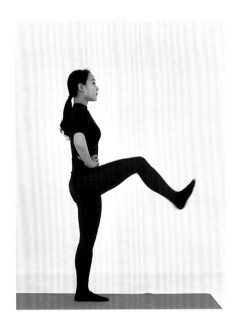

앞굽이 자세
한 발을 앞으로 멀리 내딛고 뒤에 있는
다리는 힘껏 뻗습니다.

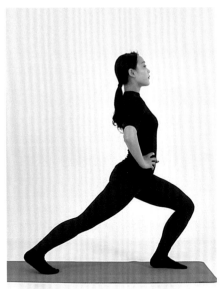

뒤꿈치 들기
발목의 근육을 강화하는 동작입니다.
발뒤꿈치를 들었다가 놓습니다.

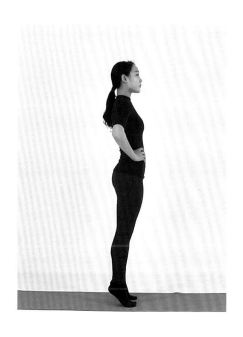

앞꿈치 들기
발목의 근육을 강화하는 동작입니다.
발 앞꿈치를 들었다가 놓습니다.

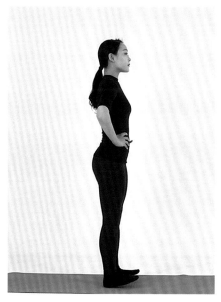

(5) 하지 근력 운동 - 의자 이용

하지 근력 운동입니다. (준비물: 등받이 의자)

반대쪽이나 반대 방향으로도 수행합니다.

다리 앞으로 올리기
다리를 앞으로 올립니다.

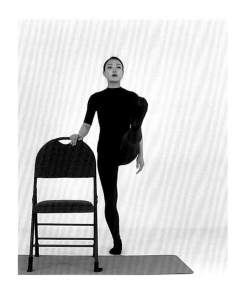

다리 옆으로 올리기
다리를 옆으로 올립니다.

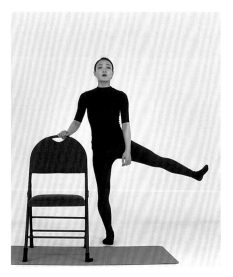

페달 돌리기

한쪽 다리를 들어 페달 운동을 합니다.

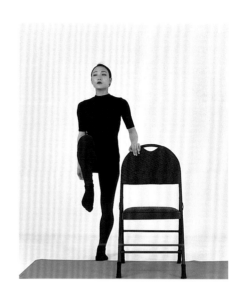

앞굽이 자세

한 발을 앞으로 멀리 내딛고 뒤에 있는 다리는 힘껏 뻗습니다.

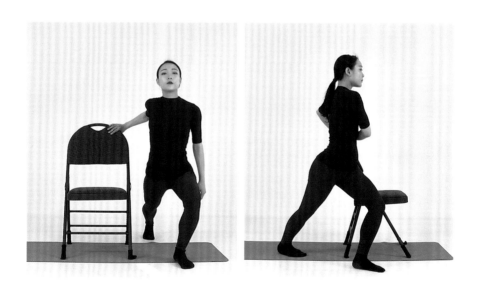

뒤꿈치 들기
발목의 근육을 강화하는 동작입니다.
빌뒤꿈치를 들고 멈춥니다.

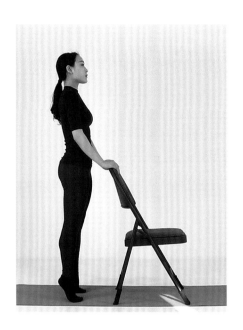

앞꿈치 들기
발목의 근육을 강화하는 동작입니다.
발 앞꿈치를 들고 멈춥니다.

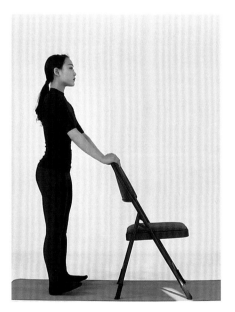

(6) 워밍업

무릎 옆으로 굽히기
허벅지 근육을 이완시켜줍니다.
발을 어깨너비 두 배로 벌리고 서서
발끝을 바깥으로 향하게 합니다.
옆으로 무릎을 굽히며 자세를 낮춥니다.

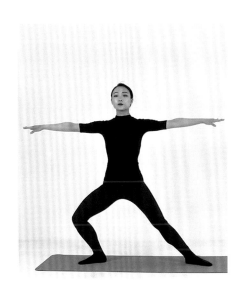

폴더 동작
허리를 곧게 펴주는 운동입니다.
편하게 섭니다.
양손을 위로 뻗고 다리를 편 상태로,
상체를 90도로 천천히 숙입니다.

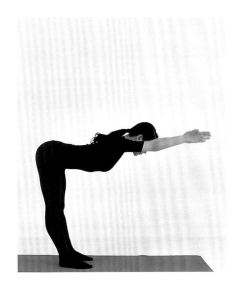

몸통 크게 돌리기

이 운동은 전신 스트레칭입니다.

편하게 섭니다.

양손을 깍지 끼고 팔을 펴서 위로 뻗습니다.

다리는 움직이지 말고 허리를 움직여 팔을 크게 원을 그립니다.

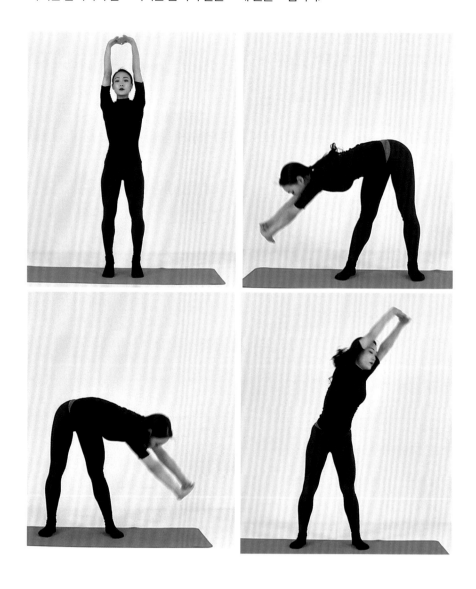

(7) 쿨링

허리 굽히기
허리를 굽혀 허벅지 뒤 근육을
스트레칭 하는 동작입니다.
편하게 섭니다.
다리를 편상태로 상체를 숙여,
양손을 바닥에 짚었다가 폅니다.

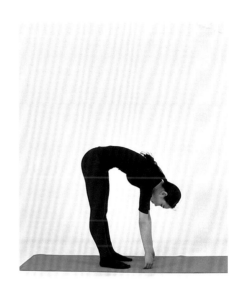

팔 다리 업
팔과 종아리를 스트레칭 하는
동작입니다.
편하게 섭니다.
양손을 깍지 끼고 팔을 뻗으면서
몸을 위로 뻗습니다.
양쪽 발뒤꿈치를 들었다가 놓습니다.

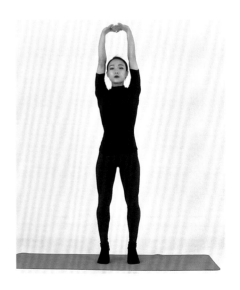

허리 트위스트
허리와 옆구리를 스트레칭 하는
운농입니다.
편하게 섭니다.
상체를 돌려 한 손은 허리 뒤쪽을 잡고
다른 손은 옆구리를 잡습니다.

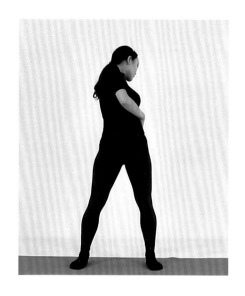

한병인

1990 경북대 의대 졸업

1990-1991, 02 서울 아산병원 인턴(수련의)

1991, 02-1994, 04 전북 무주군 보건소(공중보건의)

1994, 05-1995, 12 서울 아산병원 응급의학과 레지던트(전공의)

1997, 06-1998, 12 미국 뉴욕 알바니 의과대학 면역학교실 연구원

1999, 09-2002, 06 수원 아주대학병원 신경과 레지던트(전공의)

2002, 07-2002, 12 거제 대우병원 신경과장

2003, 03 신경과 전문의 취득

2003, 01-2003, 12 부산 삼세의원 원장

2004, 01-2004, 02 효심병원 신경과장

2004, 03-2008, 03 오희종 신경과 부원장

2008, 04~ 현재 두신경과의원 원장

2009, 08 경북대학교 의학박사 학위 취득

대구경북 신경과 의사회 회장(2013~)

대한 신경과 의사회 부회장(2014~)

대구,경북 어지럼증 연구회 홍보이사(2012~)

경북대학 의과대학 외래교수(2014~)

경북대학 병원 임상외래교수(2013~)

국민생활체육 대구광역시합기도연합회 회장(2008~2010), 합기도 공인3단

American Tinnitus Association(미국 이명 협회) 회원

2008, 08~ 대한의사협회 네이버 지식iN 의료상담 답변의사

2008, 11, "마르퀴즈 후즈후" 세계 인명사전에 등재

2009, 03, "21세기 탁월한 2000명의 지식인"에 등재 (영국 케임브리지 국제 인명센터(IBC))

2010, 03 두신경과의 뇌혈류 검사, 보건복지부 선정 국가대표 의료기술에 등재

2016, Angular VOR(aVOR) 앱 한글메뉴 제작.(총괄: Hamish MacDougall 박사 팀)

저서

[1] 초음파 뇌혈류 검사(한글). 푸른솔. 2004.

[2] 욕창치료지침서(영문). Non-surgical management of pressure ulcers. Prunsol, Korea 2005.

[3] 어지럼증의 진단과 치료(한글 번역서, 푸른솔. 2008)

[4] 그림으로 보는 어지럼증의 치료. 푸른솔, 2010.

[5] 그림으로 보는 어지럼증의 치료 중국어판. 역자 : 총리쿤(钟利群)"图解眩晕与耳鸣--眩晕与耳鸣的诊治实战处方." Chinese Textile Publishing House.

SCI 등재 논문

-Han BI, Kim JS, Song HS. Vestibular rehabilitation therapy: review. J Clin Neurol. 2011 December ; 7(4):184-196.

-Han BI, Lee HW, Kim TY, Lim JS, Shin KS. Tinnitus: Characteristics, Causes, Mechanisms, and Treatments. J Clin Neurol. 2009;5(1):11~19.

-Oh HJ, Kim JS, Han BI(corresponding author), Lim JG. Predicting a successful treatment in posterior canal benign paroxysmal positional vertigo. Neurology 2007 Apr 10;68(15):1219-22.

-Jeong HJ, Jang ES, Han BI, et al. Acanthamoeba: could it be an environmental host of Shigella? Exp Parasitol. 2007 Feb;115(2):181-6. Epub 2006 Sep 15.

-Han BI, Oh HJ, Bang OY, Lee JH. Successful Treatment of Vasovagal Syncope Due to Blood-

Injury Phobia　by Physical Maneuvering. J Clin Neurol. 2006 Mar;2(1):66-69. English. https://doi.org/10.3988/jcn.2006.2.1.66

-Han BI, Oh HJ, Kim JS. Nystagmus while Recumbant in Horizontal Canal Benign Paroxysmal Positional Vertigo.　Neurology 2006;66:706-710.

-Bang OY. Cho JH, Han BI, Joo IS, Kim ID, Huh K. Transcranial Doppler Findings in Middle Cerebral Arterial Occlusive Disease in relation to Degree of Stenosis and Presence of Concomittent Stenosis. J of Clinical　Ultrasound 2002;31:142-151.

비 SCI 논문

-Han BI, Ko PW, Lee HW. What Clinicians Should Know About Tinnitus : A Brief Review. Ann Otolaryngol Rhinol. 2016;(6): 1112.https://www.jscimedcentral.com/Otolaryngology/otolaryngology-3-1112. pdf

-Han BI, Ko PW, Lee HW, Kim HA, Lee H. Vestibular Rehabilitation in Central Dizziness. Res Vestib Sci. 2015 Dec;14(4):97-100.

한글 논문

-Han BI, Hong J, Oh S, Lee J, Bang O, Joo I, Huh K. Postural Orthostatic Tachycardia Syndrome. J Korean Neurol Assoc. 2002;21(5):214-217.

-Han BI, Oh S, Lee J, Bang O, Kim J. Sneddon Syndrome. Korean J Stroke 2002 ; 4(2):132-137.

-Hong JM, Han BI, Sin SK, Bang OY, Kim JS - The Clue for Early Diagnosis and Prediction of Intracranial Involvement in Rhinocerebral Mucormycosis. J Korean Neurol Assoc. 2002 Sep ; 20(5):467-474. Korean.

-Sin SK, Joo IS, Han BI, Hong JM, Joo SY, Kim JH. A Case of Polymyositis associated with Hepatitis B Infection. J Korean Neurol Assoc. 2002 May;20(3):315-317. Korean.

-Han BI, Bae MC, Hong JM, Huh K, Han JH. Intravascular Lymphomatosis in Central Nervous System.　J Korean Neurol Assoc. 2001 Jul;19(4):413-416. Korean.

-김성중, 한병인, 김경수, 이미경, 김승규, 최종무. 급성 중독 환자에 대한 역학적 고찰 - 서울과 지방의 비교 -. 대한응급의학회지. 1995.

어지럼증, 뇌졸중, 초음파 뇌혈류 검사 등과 관련된 학술 활동

(1) 2004, 일본 게이오 대학병원의 Norio Tanahashi 선생(신경과 전문의)을 방문하여 'Practical Guide to the Transcranial Doppler(초음파 뇌혈류 검사의 실제)'를 강의함.

(2) 2005, 싱가포르 National University Hospital의 Bernard Chan 과장(신경과 전문의)을 방문하여 'Stroke in Korea(한국의 뇌졸중 현황)'를 강의함.

(3) 2005, 싱가포르 National Neuroscience Institute의 Ramani 박사(신경과 전문의)를 방문하여 "아시아 뇌혈류 연구회 4차 학회"의 좌장을 맡음.

(4) 2006, 이탈리아 Mattera Hospita의 Asprella Giacinto Libonatti 박사(이비인후과 전문의)를 방문하여 'Nystagmus while Recumbant in HC-BPPV(수평 반고리관에서 누울 때의 눈떨림의 진단적 가치)'에 대한 간담회 가짐.

(5) 2007, 그리스 Zanion Hospital의 Dimitris Balatsouras 과장(이비인후과 전문의)을 방문하여 'Predicting a Successful Treatment in PC-BPPV(뒤 반고리관에서 치료 결과를 예측하는 방법)'에 대한 간담회 가짐.

(6) 2013, 홍콩 Prince of Wales 병원, KS Lawrence WONG 교수를 방문하여 'Vestibular Rehabilitation Therapy in Do Neurology Clinic'이라는 제목으로 강의함.

(7) 2015, 오스트레일리아. 시드니 Royal Prince Alfred Hospital의 Halmagyi 박사와 Bankstown Nepean Hospital의 Park 박사를 방문하여 'Vestibular Rehabilitation Therapy in Do Neurology Clinic'이라는 제목으로 강의함.

(8) 2014, 총리쿤 교수 (뻬이징 중의학대학 동직문 병원) 두신경과 방문. 그림으로 보는 어지럼증의 치료 중국어판 출판협약 체결

(9) 2015, 수잔 휘트니 교수(피츠버그 대학), 두신경과 방문. 전정재활치료 간담회.

(10) 2016, 서울, 제29차 바라니 어지럼증 국제학술대회 발표 - (발표1) 전정재활치료. (발표2) 어지럼과 현기증

제1부 전정재활치료 개론

한병인: 두신경과 의원(대구) 원장

김지수: 분당서울대학교병원 신경과. 서울대학교 의과대학 신경과 교수

송현석: 녹색병원(서울) 신경과 과장

제2부 중추성 전정질환의 전정재활치료

한병인: 두신경과 의원(대구) 원장

고판우: 경북대학교 의학전문대학원 신경과학교실

이호원: 경북대학교 의학전문대학원 신경과학교실

김현아: 계명대학교 의과대학 신경과학교실

이형: 계명대학교 의과대학 신경과학교실

제3부 전정재활치료의 실제

한병인: 두신경과 의원(대구) 원장

제4부 전정재활치료에 사용되는 운동

한병인: 두신경과 의원(대구) 원장

■ 그림, 모델, 촬영

그림

우민아

카투니스트, 2012~ 일요신문 어시스트 활동, 2014년 제1회 만화인력사업
장려상 수상, 2016년 제1회 비만건강관리 공모전 우수상 수상.
E-Mail: minah2189@hanmail.net

사진 모델

구현진, 박나운, 신은혜, 임명지, 정혜민 (두신경과 의원 직원)

김현아

최댄스컴퍼니 소속무용수, 경북예술고등학교 무용과 졸업,
계명대학교 무용학과 졸업, 문화예술교육사 2급,
E-mail: rlagusdk5068@naver.com)

사진 촬영

안재연

Media Plant Production (대구) 소속 감독, 디자이너,
E-mail: media_plant@naver.com

전정재활운동 DVD 구입 안내
두신경과 의원(대구)

TEL: 053) 252-2225
E-mail: han-byungin@hanmail.net